歯科・口腔外科の名医が教える

50歳から老けない人の歯の習慣

Oral Health Literacy Changes Your General Health

JN055057

はじめに

あなたを、全身の病気から守り、老化を防ぐための本です

歯が健康な人は幾つになっても若々しく見え、歯がボロボロで奥歯が抜け落ちている人は老けて見えます。なぜか。

それは、歯の不具合が老化や全身病をもたらすから。

原因は3つ。

❶歯周病・虫歯のせいで歯肉が腫れ、全身に炎症が広がる「慢性持続性炎症」

❷歯周病菌や毒素が血管に入り込み、動脈硬化、アルツハイマー病、大腸がんの原因となる「歯原性菌血症」

❸奥歯の接触がない人は要注意、「咀嚼機能低下症」で、タンパク質低栄養とフレイル、糖質偏重食と高血糖に

なぜ、50歳からの健康増進・老化予防に〝歯の健康〟が重要なのか。臨床歯科医として約2万人の患者さんを診療して感じたことは、歯周病など口の不潔を改善すると、口臭からも解放され、元気ハツラツとした印象に変わることです。同時に、血糖値や血圧、中性脂肪も改善します。

がん・心臓病・糖尿病・脂質異常症・脳梗塞・フレイル・認知症など、老化現象である生活習慣病の最も上流に位置するのが歯の病気です。

元気な人生を送るか、無駄に老化するか。

虫歯にならない。歯周病にならない。奥歯を失わない。

歯と口を守り、一生元気でいられる方法をお教えします。

医学博士　武内博朗

PART 1

歯は老化・全身病の原点❶ 歯周病

PART 2

歯は老化・全身病の原点❷ 虫歯

PART 3

歯は老化・全身病の原点❸ 奥歯がなくなったらダメ

「噛めない」から始まる怒涛の老化ドミノ現象……65

PART 4

対策編／今日から始めよう❶

50歳から若さを保つ食事と生活習慣……87

PART 5

対策編／今日から始めよう❷
50歳から若さを保つ歯の正しいケア……129

あなたの歯の老化度チェック

「歯周病」危険度チェック

- □ 歯を磨いていると歯ぐきから血が出る
- □ 歯ぐきを押すと血や膿が出る
- □ 起きたときに口の中がネバネバする
- □ 口臭が気になる、口臭があると指摘された
- □ 歯が長くなったように感じる
- □ 歯ぐきの色が赤黒い
- □ 硬いものが噛めない
- □ 歯がグラグラ動く
- □ 歯ぐきが腫れている
- □ 歯に歯石が付いている
- □ 歯ぐきが下がってきたような気がする

「口臭」チェック

- □ 1日1回しか歯を磨かない
- □ 歯石を1年以上取り除いていない
- □ 口の中がネバネバしている
- □ 歯ぐきから血や膿が出ることがある
- □ 舌が白っぽい
- □ 口が渇くことがある
- □ 喫煙の習慣がある
- □ ストレスが多い

あなたの歯が老化しているかどうかを調べるセルフチェックです。
1つでもに当てはまると、それぞれの病気の可能性があります。

「口腔機能低下症」チェック

□ 硬いものが食べにくくなった
□ 汁物を飲み込むときに時々むせるようになった
□ 口の中が乾くようになった
□ 滑舌が悪くなった
□ 食事に時間がかかるようになった
□ 食べこぼしをするようになった
□ 食後に口の中に食べ物が残るようになった

「ドライマウス」チェック

□ 長い間（3か月以上）口の中の渇きを感じている
□ 乾いた食品が食べづらい
□ 口の中がネバネバする
□ 口臭が気になる、口臭を指摘されたことがある
□ 話しづらくなる
□ 虫歯や口内炎ができやすい
□ 目が乾く

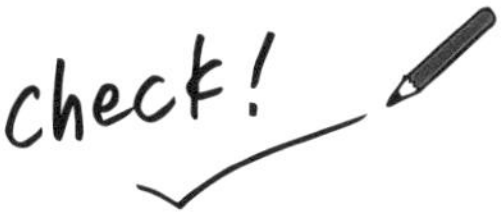

「オーラルフレイル」チェック

質問事項	YES	NO
半年前と比べて、硬いものが食べにくくなった	2	
お茶や汁物でむせることがある	2	
義歯を入れている	2	
口の渇きが気になる	1	
半年前と比べて、外出が少なくなった	1	
さきイカ・たくわんくらいの硬さの食べ物を噛むことができる		1
1日に2回以上、歯を磨く		1
1年に1回以上、歯医者に行く		1
合計の点数		

合計の点数が

0〜2点 ▶ オーラルフレイルの**危険性は低い**

3点 ▶ オーラルフレイルの**危険性あり**

4点以上 ▶ オーラルフレイルの**危険性が高い**

※東京大学高齢社会総合研究機構　田中友規、飯島勝矢

PART

1

歯は老化・全身病の原点❶ 歯周病

歯周病は糖尿病もがんも認知症も誘発

歯垢＝台所の排水溝の垢《あか》。悪玉菌が増殖

歯医者さんで歯磨きチェックをされた際、「ここに汚れが付いていますね」と歯垢が付着している箇所を指摘された経験はありませんか。歯垢は食べカスなどと呼ばれることもありますが、決してそのような、なまやさしい物質ではありません。

シンクやお風呂場の排水溝に付着するヌルヌルした汚物の皮膜のことを、微生物学では、バイオフィルムと呼びます。つまり〝生きた生物の膜〟という意味です。ヌルヌルした物質は、純粋に微生物が独自に合成したバイキンの巣なのです。

ショッキングなことですが、**歯垢も排水溝のヌメリと同じバイオフィルムなのです。**

グリコカリックと呼ばれる多糖類の中に細菌が覆われて身を守っている状態です。

一般に細菌は単独でいる状態（浮遊細菌）と、古層（環境表面）に付着して増殖するバイオフィルム型の２つの状態を示します。

単独の浮遊細菌は、バイオフィルムに包まれずに、〝丸腰〟であり、しかも盛んにエサ

歯垢は台所の排水溝の垢と同じ。悪玉菌がどんどん増殖している

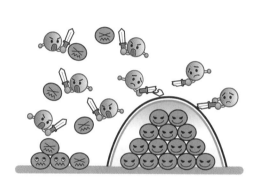

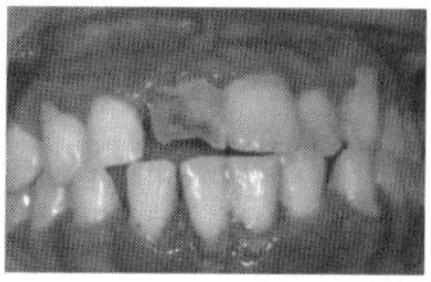

口腔バイオフィルム

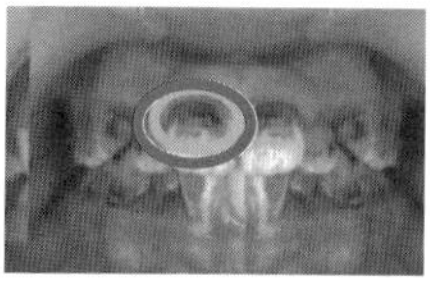

○で囲んだ部分がバイオフィルム

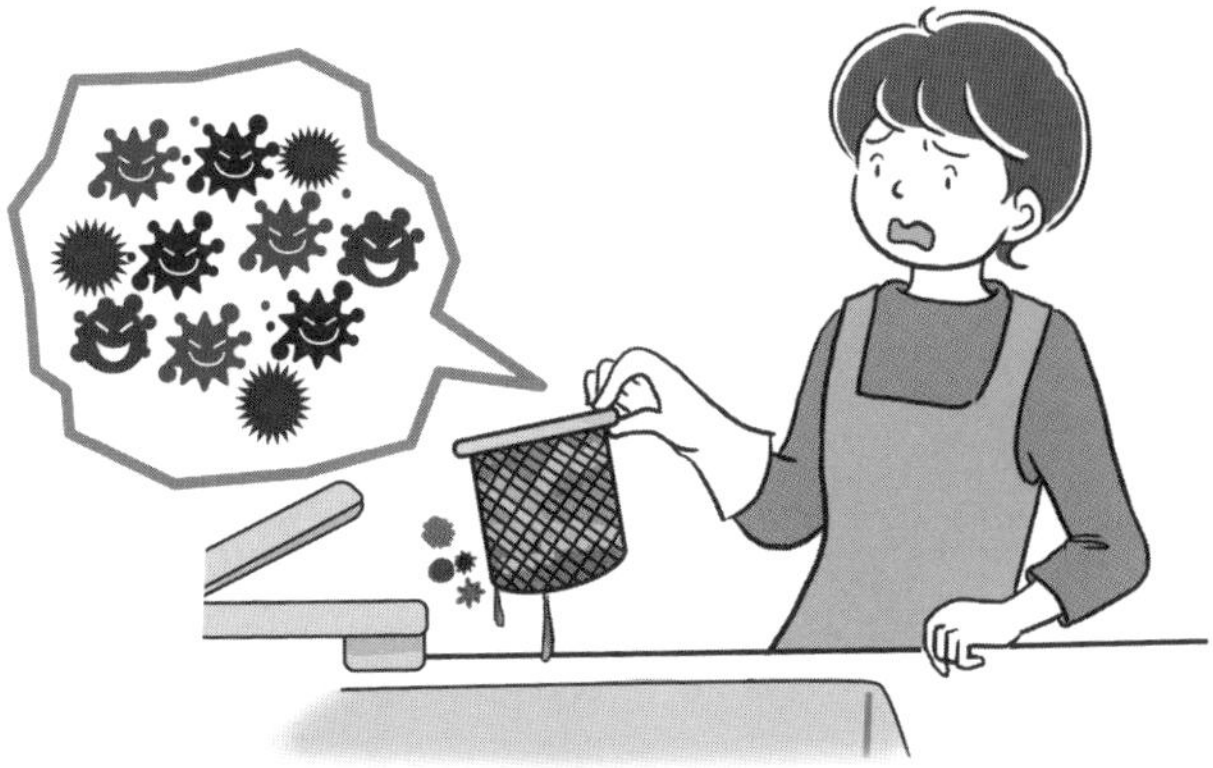

を取り込んで代謝しているため、抗体が結合しやすく、薬が効きやすいのです。

ところが、菌が分裂を繰り返し、お互いにある伝達物質を介して近くにたくさん仲間がいるとわかると、バイオフィルムを合成し始めます。**バイオフィルムという〝鎧〟の中に抗体が入り込めず、休眠状態に入るために、薬が効きにくいのです**。

ある抗生物質の場合、効果を発揮するためには、バイオフィルム形成菌は浮遊細菌の500倍の濃度が必要となり、びくともしません。

バイオフィルムは、歯や入れ歯に付着するほか、点滴の管や人工関節、人工呼吸器の表面にも形成され難治性の感染症の原因になります。

口腔バイオフィルムは、虫歯や歯周病ばかりではなく、がんや数々の恐ろしい病気をつくるのです。

腸内環境は口の中がきれいかどうかで決まる

従来、口腔の細菌は胃酸によって死滅し、胃から下の下部消化管には到達・定着できないとする見解が常識でした。しかし研究が進むにつれ、驚くべきことに、**口腔細菌のほとんどが大腸に定着していること**が明らかになっています。

歯周病菌である*F.n*菌は、大腸粘膜をただれさせて大腸がんをつくります。また、胃がんの原因菌であるピロリ菌は歯周ポケットに存在します。これらの細菌を除菌する際の順番は、口↓胃の順に行うのが理想ですが、これを間違えると、胃の除菌↓口から感染↓胃の除菌↓口から再感染、といったことになりかねません。

お口の菌のバランスが崩れてしまうと腸内細菌のバランスを維持するのは困難です。細菌群が口腔から、川の流れのように下部消化管に流れるために、いくら腸内環境の改善に努力しても不潔な口から悪玉菌が流れ込んでいてはキリがありません。

お口の腐敗臭は、感染のサインです。**口臭がしなくなるよう口の中をきれいにする**

とともに、バイオフィルムが古くならないように工夫した口腔ケアが「腸活」には必要です。

口を清潔にしないと腸内環境が悪化する

口の中をきれいにするとともに、
バイオフィルムが古くならないように
工夫した口腔ケアをすることが大切です。

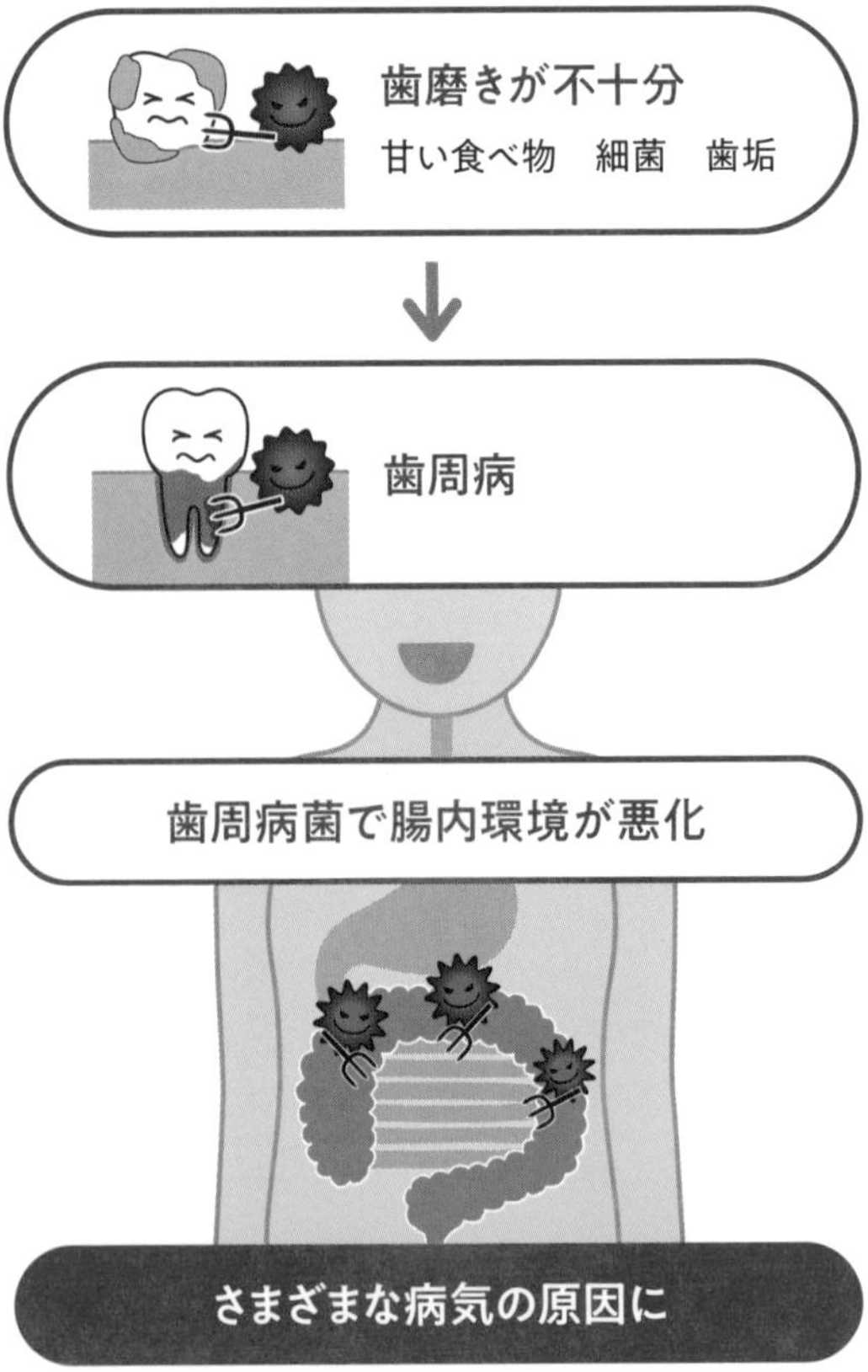

歯周病の原因は蓄積した古い歯垢

毎日歯磨きを欠かさずしていても、歯垢がきちんと取り除かれないと、残った歯垢が古くなって、より病原性の強いバイオフィルムに変化していきます。

特に歯と歯の間に蓄積した歯垢は、それが接触している歯肉粘膜に強い炎症を起こします。やがて歯肉炎が広がり、ブラッシングする際に出血するようになります。出血がひどくなると、歯肉に歯ブラシが当たらないように避けてしまいがちになります。

すると、歯垢がさらに厚く蓄積し、嫌気的状態（酸素のない環境）となり、酸素を嫌う悪玉菌の好む環境ができあがります。特に、歯周病菌の中でもポルフィロモナスジンジバーリス（*P.g*）菌、タンネレラ・フォーサイシア（*T.f*）菌、トレポネーマデンティコーラ（*T.d*）菌の、最悪3つ組レッドコンプレックスと呼ばれる菌種が増えます。単独の悪玉菌よりも、この3つの菌が揃うと、タンパク質分解酵素など病原因子や免疫抑制因子が作用しあって歯周組織が急速に破壊されます。その結果、炎症が増大して、ついに歯と歯肉が付着しているヘミデスモゾームと呼ばれる結合部分が破壊され、歯から歯ぐきが剥がれて歯周ポケットという潰瘍面が生じてしまいます。歯垢には、量の多い少ないという量的な違いと、中身の菌種がどうなのかという質的な違いがあるのです。

歯周ポケットに、こうした歯垢が長期にわたって嵌《は》まり込んでいると、歯垢中に唾液由来成分のカルシウムの重炭酸塩などのミネラルが沈着して歯石が形成されます。こうなると歯周病がさらに進行し、炎症性の物質や細菌、細菌由来酵素、LPS（毒素）などが歯肉の潰瘍面から血中に入るようになります。

歯周病は、歯を支える歯肉と歯槽骨に感染性の慢性持続性の炎症が継続した状態です。歯周病の直接的原因は歯垢中の細菌ですが、間接的原因として、その歯に加わる噛む力が生理的範囲を超えた場合に、歯と骨の間にある歯根膜というショックアブソーバーとセンサー機能を持った膜に炎症が起こる場合があります。それだけに、**歯と歯肉の溝に付着した歯垢を、ブラシを適切に当てて取り除いていれば防げる**病気なのです。

歯周病で炎症が起こる場所

上の図は正常な歯肉、下の図は歯と歯ぐきの間が細菌によって
炎症を起こし歯周ポケットができ
炎症が全身に波及していることを示しています。

正常

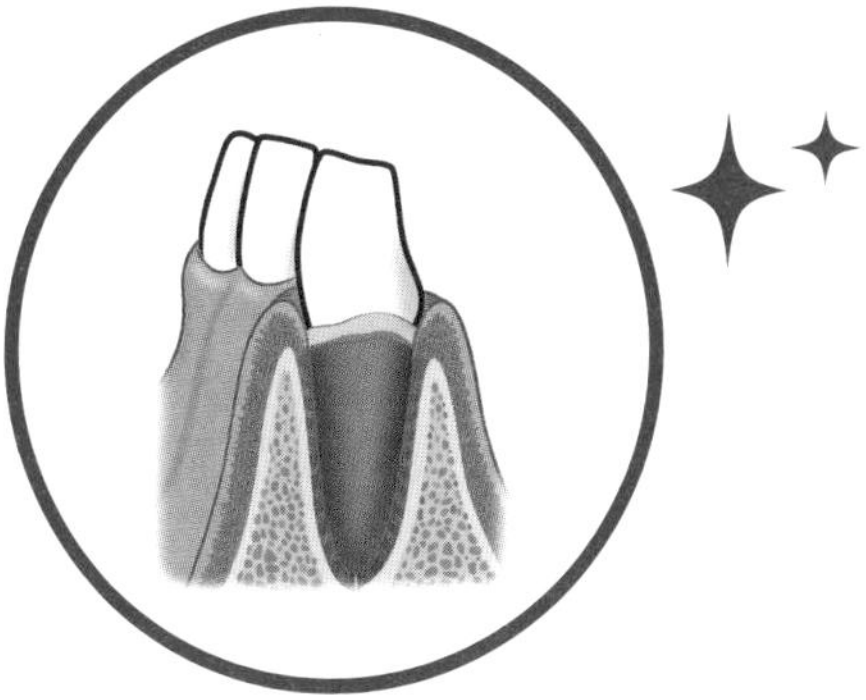

炎症

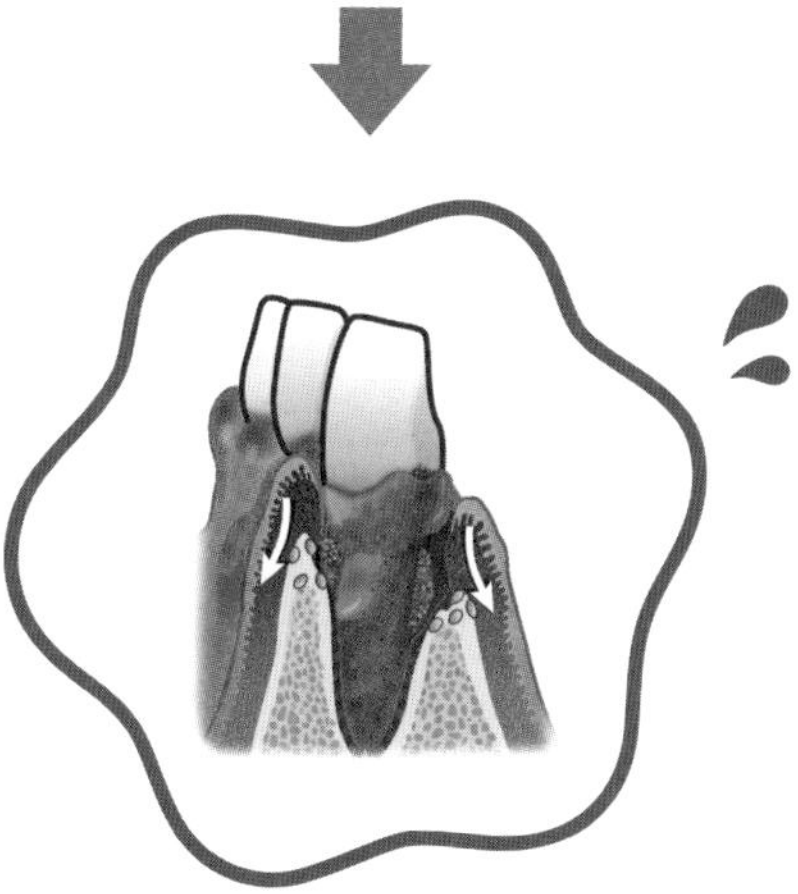

日本人に多い死因はすべて歯周病と関係

日本人の死因は、1位がん、2位心疾患、3位老衰、4位脳血管障害、5位肺炎、6位誤嚥性肺炎と続きますが、そのすべてに歯周病が関係しています。

歯周病は歯垢と呼ばれる細菌が原因で起こる炎症性疾患です。

歯磨きのときなどに出血すると、血液成分がエサとなり歯垢中の悪玉菌をさらに増加させ、歯周ポケットの深部に潜り込み、炎症を繰り返し、歯周組織をどんどん破壊していきます。

出血をそのままにしておくと、細菌が血中に流入して菌原性の菌血症が生じ、全身の臓器に炎症を起こします。

こうして作られた炎症性物質は、血糖値を下げるインスリンの働きを悪くしたり(糖尿病)、肥満・血管の動脈硬化(心筋梗塞・脳梗塞)にも関与しています。また、死因の1位であるがんについても、消化器系がん、食道がん、すい臓がん、腎がん、肺がん、血液がんなど、あらゆるがんとの関係が医学的に明らかになっています。

歯周病菌と虫歯菌の一部が、大腸がん、アルツハイマー病、脳卒中の原因になることが報告されています。

口の中の細菌が全身の病気を引き起こす

口の中の細菌が血液を通して全身に運ばれ、多くの病気を引き起こします。

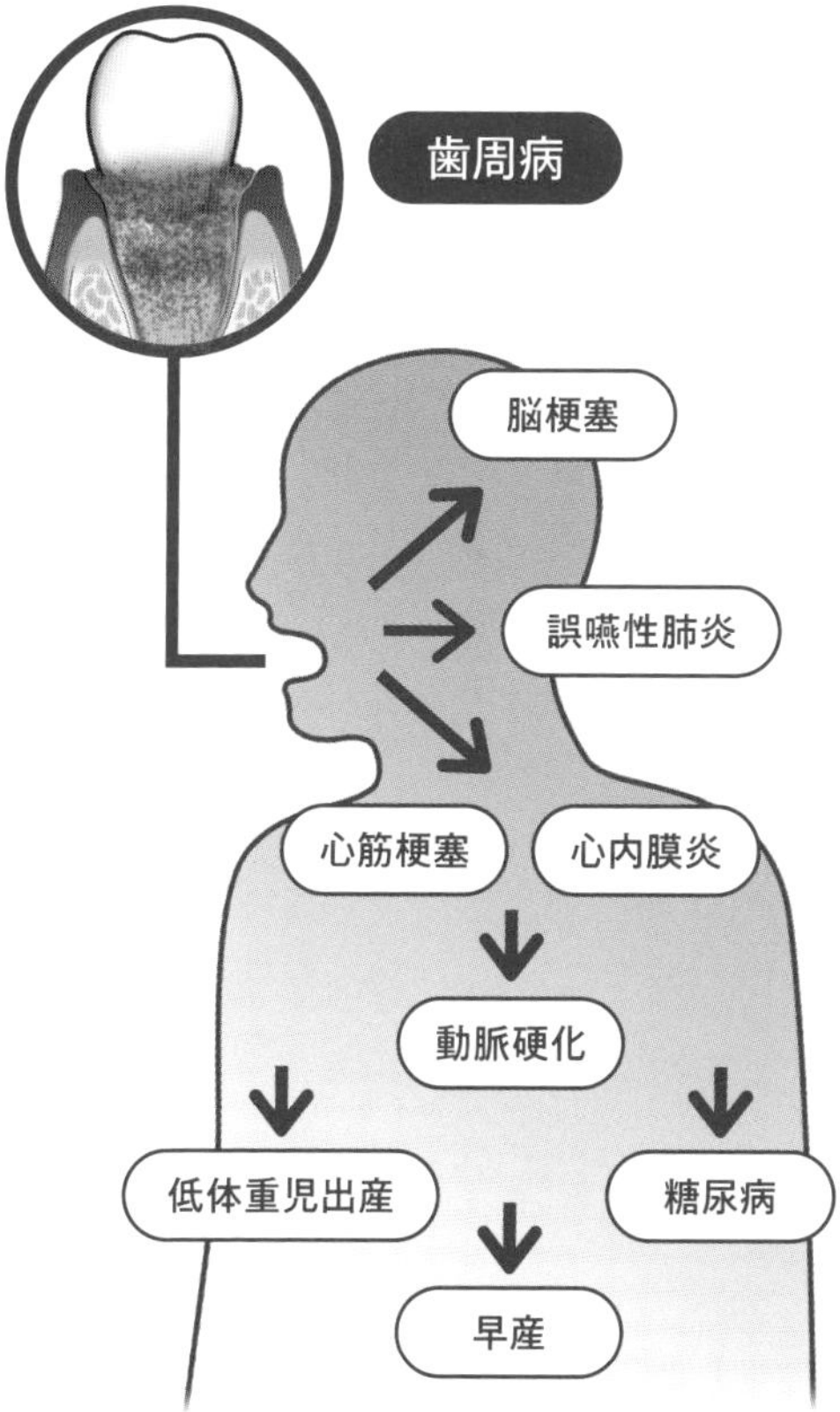

歯垢にも良い歯垢と悪い歯垢がある

歯のエナメル質表面のハイドロキシアパタイト（骨や歯に含まれるリン酸カルシウムの一種）に唾液の成分が結合して、ペリクルという皮膜ができています。歯がスムースに滑るのはペリクルがあるからで、レモン果汁などで口を濯《すす》ぐと歯が軋むのは、酸でペリクルがなくなるからです。

歯垢の始まりは、そのペリクル皮膜に丸い形の球菌群が付着することです。これを初期定着菌群と呼び、初期の善玉菌群を構成します。

時間の経過とともにその上に長細い菌である桿菌（悪玉菌：後期定着菌群）が重なって層をつくり、古い歯垢である成熟バイオフィルムを構成します。

ペリクルが生成してから歯石が形成されるまでの過程は、左の図のようにステージ1からステージ5に分類されます。

本来であれば、**ブラッシングによって、ステージ1とステージ2の間を往復する**

ペリクルがつくられ歯石が形成されるまでのプロセス

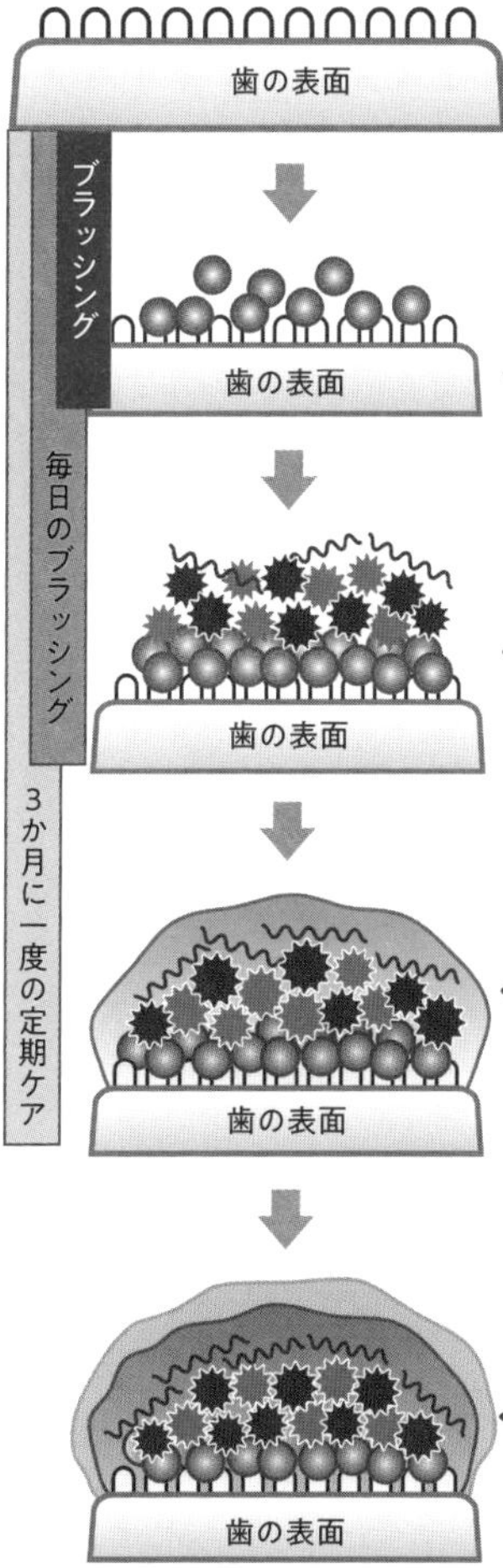

歯垢ステージ❶

歯の表面を、唾液の成分がコーティングします。（これをペリクルといいます）

歯垢ステージ❷

ペリクルの上に、唾液成分と吸着可能な善玉菌群がくっついて定着し、健全な歯垢が形成されます。

歯垢ステージ❸

善玉菌群が歯面を覆いつくすと、次に自力では歯面に吸着できない歯周病菌などの悪玉菌群が、善玉菌の上に積み重なっていきます。

歯垢ステージ❹

こうした菌群がネバネバした物質を合成し、菌群全体がバイオフィルムで覆われた状態となります。このバイオフィルムから、数々の人体に有害な毒性物質が供給され、歯肉や血管などに激しい炎症を起こします。最も身体に悪い影響のあるステージです。

★ ここまででステージ1〜2へリセットします

歯垢ステージ❺

ステージ4の状態がさらに放置されると、唾液中のミネラルが沈着し、石灰化して歯石となります。歯石になってから除去するのでは遅いのです。

ことで健康を維持するのが理想です。

つまり、歯垢が古くなるステージ3や4に移行する前にブラッシングすることで、ステージ1と2と常に入れ替わっている状態です。こうした新しい歯垢が〝良い歯垢〟です。

ステージ2の歯垢に歯周病菌群が結合し始めてステージ3に移行し、やがて、菌の塊がグリコカリックと呼ばれる多糖類で覆われ、バイオフィルムができあがります。これが、最も体に悪いステージ4の古い歯垢であり、〝悪い歯垢〟です。う蝕や歯周炎などの臨床症状が出てしまいます。

そもそもブラッシングで取り除かない（または取り除けない）から古くなっているわけで、以後、その中に唾液中のミネラルが沈着して歯石になります。これが、ステージ5です。ステージ4の悪い歯垢が歯石になるまで（石灰化するまで）放置しておくことであり、歯石ができてしまってから取ってもらいにいくという、いわゆる「歯石とり」の行為は、いかに後手にまわった治療かが理解できると思います。

正しいブラッシングでステージが1から2までの間でケアするとともに、古い歯垢、

すなわちステージ3、4の成熟バイオフィルムを、歯科クリニックで3か月から4か月ごとに除去することこそが、メインテナンスの本質です。

口臭のある高齢者は誤嚥性肺炎《ごえんせいはいえん》になりやすい

多くの歯周病菌は、体の中の血液成分や、タンパク質をエサにして増殖し、代謝産物としてタンパク質が分解されてできる腐敗臭を放ちます。

誤嚥は、露骨にむせかえる症状がなくても、不顕性誤嚥《ふけんせいごえん》といって、就寝時や食事以外の時間に気づかないうちに唾液が肺に落ち込んでいることがあります。

高齢者の場合には、口腔バイオフィルムのほんの一部が肺に落ちただけで、細菌性肺炎が起こります。誤嚥性肺炎は、長期に続く肺の炎症による微熱や、息苦しさが典型的な症状です。

高齢者は、嚥下機能と免疫機能が低下しているために肺炎を起こしやすいのです。

高齢者でなくても、大きなケガの後や病気で免疫機能が低下している期間は誤嚥性肺炎になる可能性があるので、とりわけお口を清潔に保たなければなりません。震災時の外傷や避難所の長期のストレス、水不足から歯磨きができずに、口腔が不潔になり発症する肺炎に、震災後肺炎が有名です。肺炎の原因が、まさか自身の口のバイキンだとは思いもよらないでしょう。

高齢者の誤嚥性肺炎に限らず、いつ起こるかわからない事故や震災による外傷時には、口腔を不潔にしていると細菌が牙を向いてきます。震災に備えた避難袋に、小型のデンタルリンス、歯ブラシを入れておきましょう。日頃からお口の清潔を心がけておきましょう。

とっても怖い歯磨き時の出血。出血を止めよ

歯肉の出血といえば、「リンゴをかじると血が出ませんか?」という懐かしいコマーシャル(昭和55年頃)を思い起こす方も多いのではないでしょうか。日常のちょっとした不調をほのぼのと描いたものでしたが、その後、歯肉の出血、つまり〝歯周病は怖い〟ということが浸透していきます。1997年にアメリカの歯周病学会が、市民向けに『Floss or Die(フロスをするか死か)』というインパクトのあるスローガンで、歯周病が心臓を攻撃するという衝撃的情報を発信しました。

日本でも、その後、お口の不潔が肺や心臓、血管壁、関節炎など多臓器に悪さをするという〝意外な事実〟に触れる機会が増えました。

では、**歯周病対策の最優先事項とは何でしょう? それは、歯肉出血を一刻も早く止めることです**。

歯肉出血の小さな傷口から、あなたがこの解説を読んでいるこの瞬間にも、歯肉の

虫歯で感染した歯の根や歯周ポケットから菌や毒素が血中に侵入

口腔内には善玉菌と悪玉菌がおり、
歯肉の出血から悪玉菌が血管の中に入り、全身に運ばれます。

善玉菌

悪玉菌

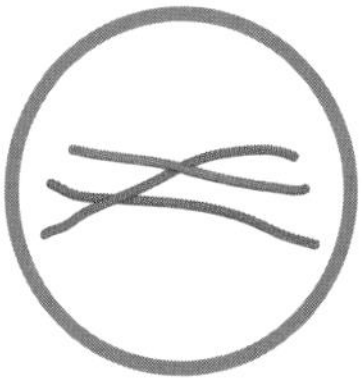

F.n 菌

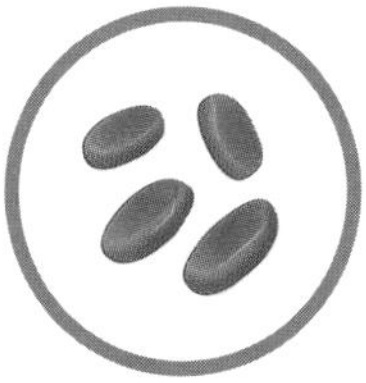

P.g 菌

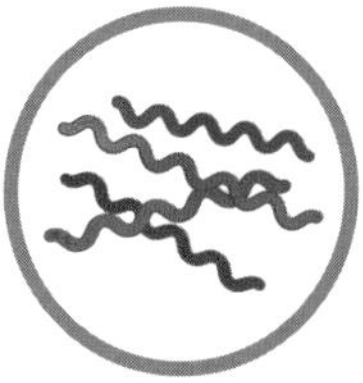

T.d 菌

潰瘍面から血管内へ、細菌やLPS（内毒素）など有害微生物やゴミが常時入り続けているのです。

慢性歯原性菌血症と呼ばれる状態で、血液成分をエサにして、悪玉菌がさらに増えるといった悪循環が起こります。

「歯肉出血の小さな傷口」と書きましたが、すべての歯の歯周ポケットの総面積は、なんと！10円玉3枚分から名刺サイズほどの大きさにもなるのです。歯肉出血は、決して〝ちょっとした不具合〟ではありません。**歯周ポケットの傷口は、まさに汚れた下水に、傷を負った足を浸けているのと同じなのです**。想像するだけでもゾッとしますね。歯肉出血は炎症ですから72時間でストップさせることができます。

転倒による外傷（皮が欠落している様）は歯周ポケットに似ている

歯周ポケットの傷口は、転んで擦りむき、出血した膝のようなものです。

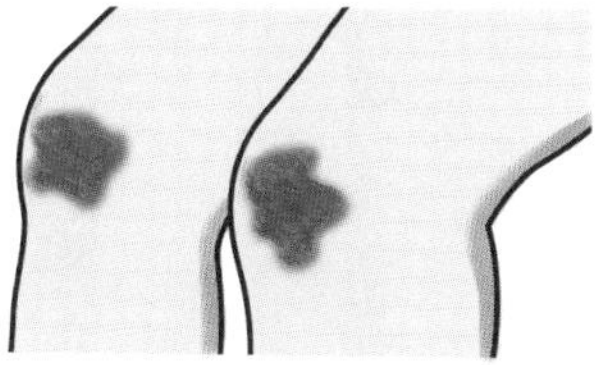

歯周病の歯周ポケットは名刺大もの大きさが

歯の歯周ポケットの総面積は名刺大ほどの大きさにもなります。

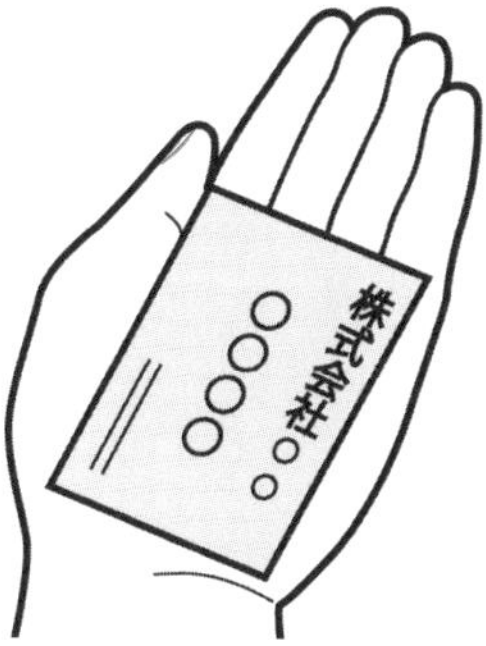

口は菌とゴミと血管への毒の入口

通常、歯肉は貝柱のような組織で、歯面にしっかり付着しています。ところが、歯と歯肉の溝の付着部分が悪玉菌のバイオフィルムで覆われると、炎症を起こして溶解・破壊されて歯周ポケットと呼ばれる潰瘍面が形成され、歯周病が発症します。

歯周ポケットの内面には、細菌性バイオフィルムがベッタリ付着していて、**無数の歯周病菌や、その成分である毒性物質が、傷口から毎日24時間常に血液中に流れ込んでしまいます**。

もう1つのルートは、歯根の治療後の古い病巣です。

歯周病菌や菌の死骸に含まれるLPS（リポポリサッカライド、内毒素）が微小血管を介して血液中に混入し、歯原性菌血症という現象が起こります。血液に乗って遠隔臓器に運ばれた歯周病菌やLPSは、枚挙にいとまなく、すさまじい悪事を働きます。

一例をあげると、歯周病で口の不潔な人は、首の総頸動脈を超音波検査（ドップラー）

毒性物質が常に血管に流れ込む

歯周ポケット、歯肉出血する傷口から菌やゴミ、毒素が入り続けます。

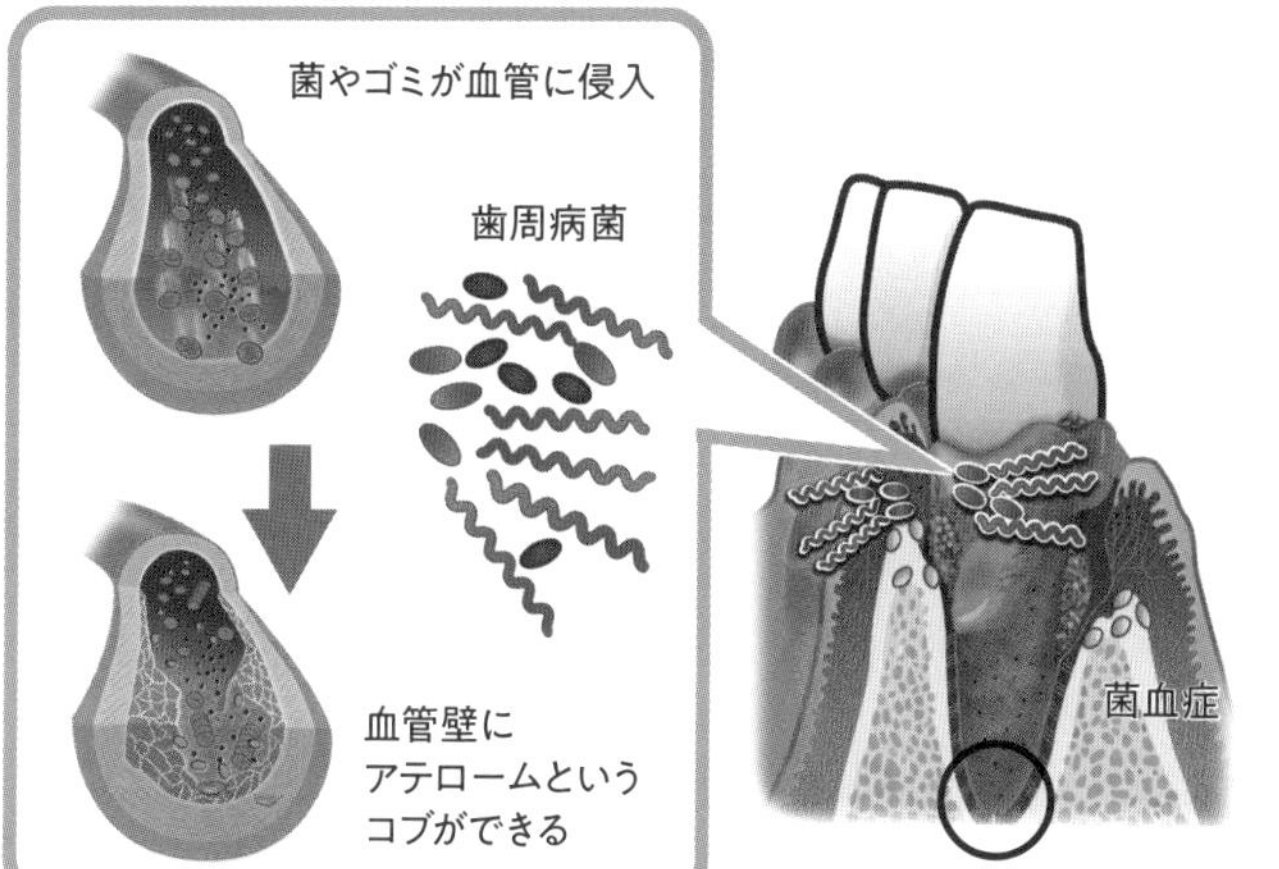

歯周病による菌血症、LPS血症
が報告されている

主な歯周病菌

- フソバクテリウムヌクレアータム（*F.n*）菌
- ポルフィロモナスジンジバーリス（*P.g*）菌
- トレポネーマデンティコーラ（*T.d*）菌

で調べると、粥腫《じゅくしゅ》というコブができていたり、石灰化していることが多いといわれます。これは、歯周ポケットの傷口から血管に侵入した歯周病菌やLPSが血管内皮細胞に吸着し、それを食べにきた白血球（マクロファージ）が血管壁にどんどん潜り込み、血管内皮が膨れあがりアテロームと呼ばれるコブができているのです。**歯周病は動脈硬化の原因でもある**のです。

以上のことから、噛むと痛い人、歯の根のあたりが腫れる人、歯肉の悪い人は、すぐさま治療を始めましょう。

こんな人は治療を受けましょう

歯が痛む人

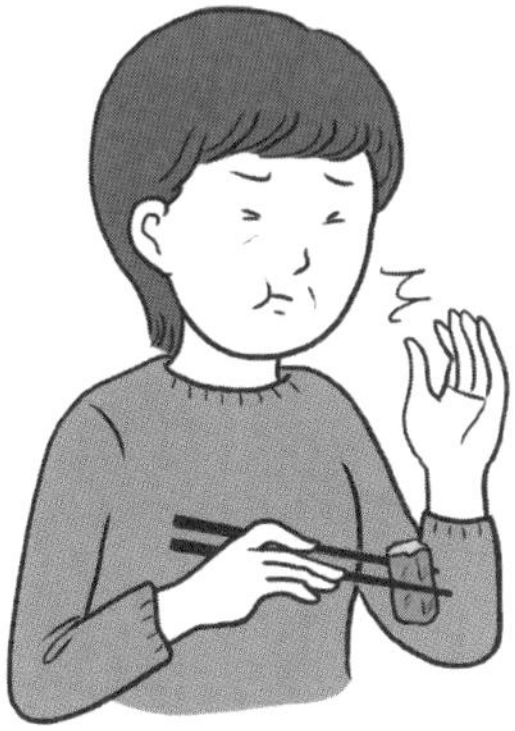

歯ぐきから血が出ている人、
口が粘つく人

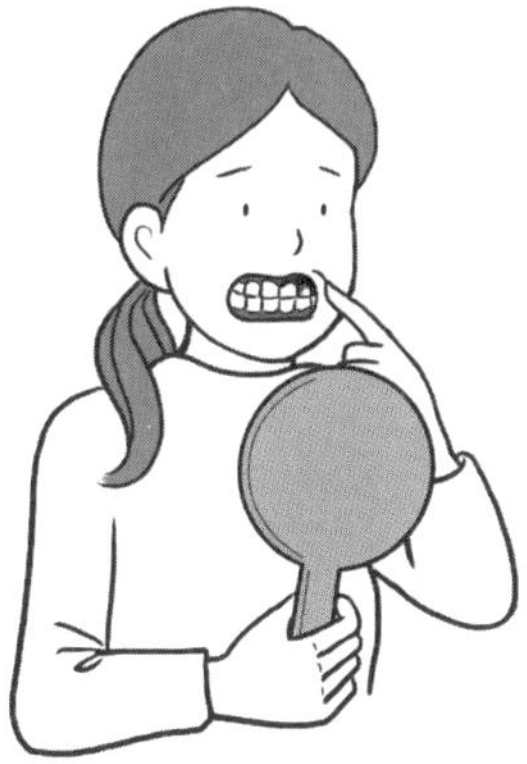

歯ぐきが腫れている人

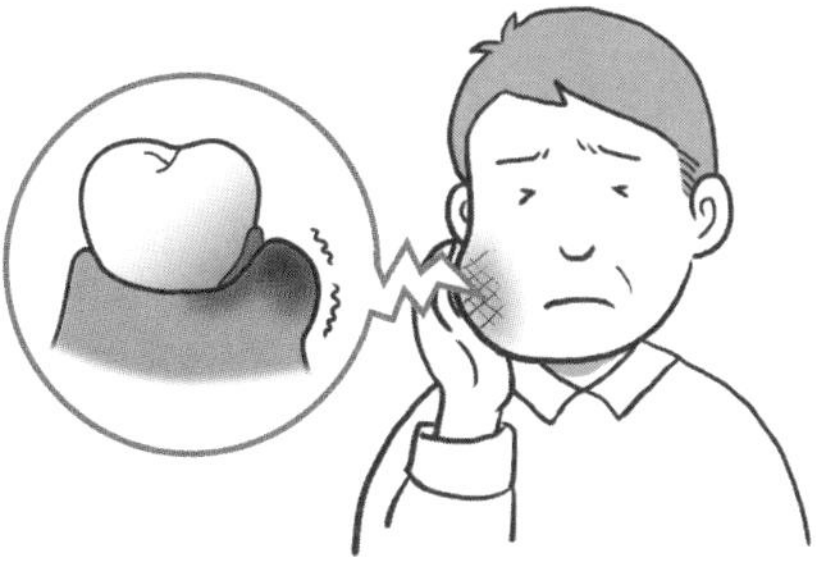

糖尿病が歯周病を作り、糖尿病を重症に

糖尿病と歯周病との関係が指摘されたのは意外に新しく、1990年代に入ってからです。2型糖尿病罹患率の高いアメリカのピマインディアンに歯周病有病率が高いことが報告され、その後、歯周病の炎症が糖尿病に影響するという双方向性の概念が提唱されました。

糖尿病患者に歯科治療が有効であることが、数多くの研究を解析した結果、明らかになり、歯周病治療が糖尿病治療のガイドラインに明記されています。また糖尿病に伴う合併症の第6番目に歯周病が入っています。

歯周病で起こる慢性持続性炎症、歯原性菌血症、咀嚼機能低下症の3つが糖尿病のさらなる重症化をもたらす共通リスク因子です。

歯周病の慢性・持続性の炎症は、たとえ軽くても数年単位で炎症が続くことによって、血糖値を下げるホルモンであるインスリンの働きを阻害します。これを、「インス

歯周病と糖尿病の相補的負の連鎖

歯周病の炎症によるインスリン抵抗性と、噛めないことによって起こる糖質偏重食の2つが血糖値を上昇させています。高血糖の結果、歯肉に蓄積した糖化タンパク質（AGEs）がさらなる炎症を起こします。これが、歯周病と糖尿病の負のスパイラルです。

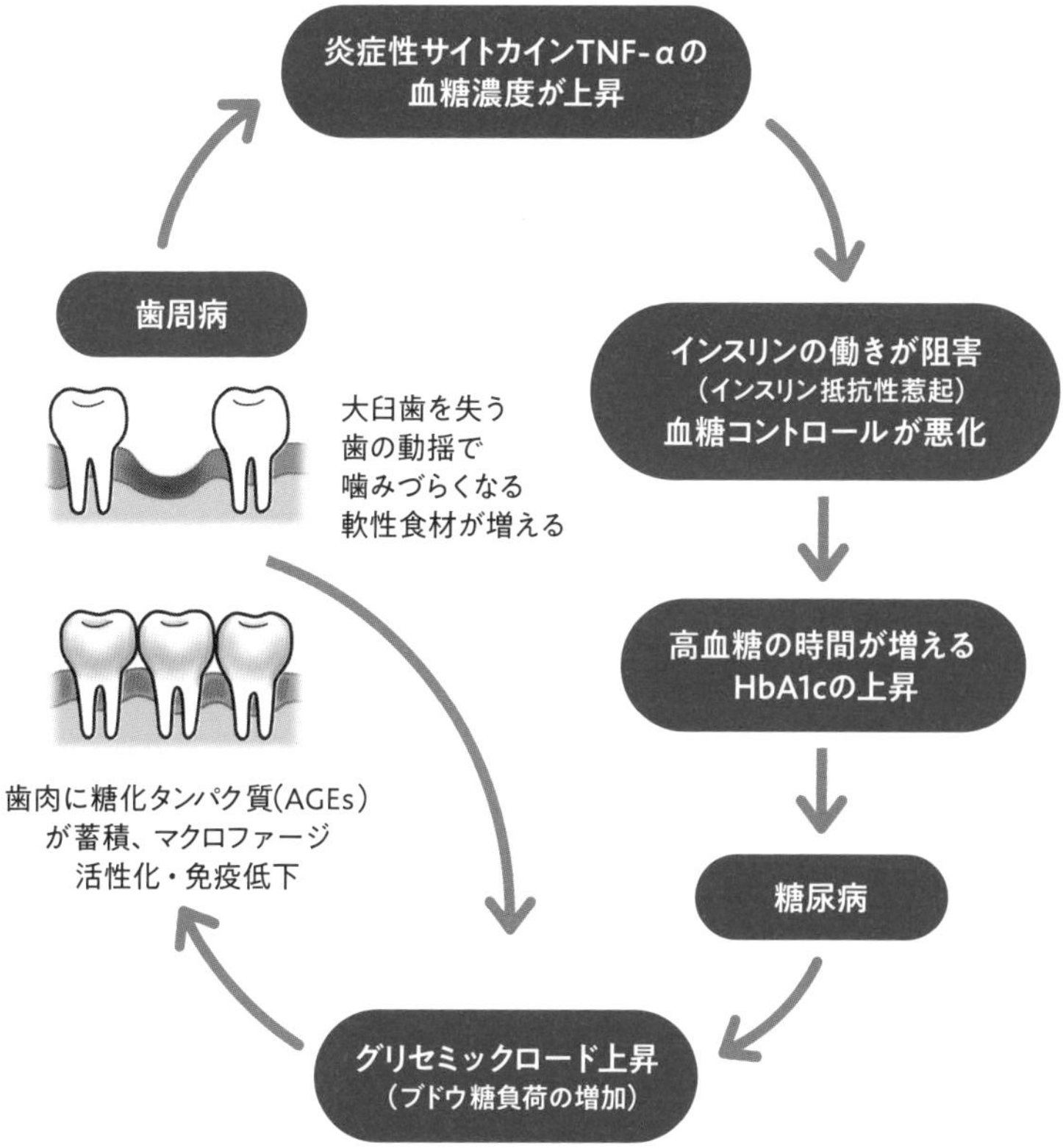

リン抵抗性」と呼びます。この現象は、インスリンが十分にあっても働きが弱くなるため、血糖値が下がりにくくなります。歯周病を治療したり、運動をすることによって、急に血糖値が改善し良くなることを、「インスリン抵抗性の解除」といいます。

歯科に噛めない人が治療にきますが、何でも噛めないと、食事が軟性食材（糖質偏重食）に偏りブドウ糖負荷を上げてしまいがちです。さらに肉類・野菜類が食べにくくなり筋肉量が減ってしまいます。このことは血糖上昇に働きますから、糖尿病を悪化させます。**歯科治療により歯周ポケットの菌やゴミを除き、炎症が起きないようにし、糖質ばかり食べずに済むよう噛む機能を回復すると、いずれも糖尿病を改善する方向に進みます。**

歯科医院には老若男女たくさんの方が受診するので、あやしいな？と感じたら指先採血で随時血糖を測ると血糖値が３００、４００mg／dℓ（正常値１１０mg／dℓ未満）などと異常に高い人がいるのです。隠れ糖尿病が発見される瞬間です。

高濃度のブドウ糖は、体の至る所に浸透し、糖化タンパク質（ＡＧＥｓ）を形成します。歯肉・歯周組織にも、もれなく高濃度のブドウ糖から糖化タンパク質が蓄積して、

歯周病は、糖尿病の第6の合併症

糖尿病は、3大合併症の網膜症や腎症、神経障害だけでなく、
歯周病も合併症として引き起こします。

主な合併症

3大合併症
- 1.網膜症
- 2.腎症
- 3.神経障害

- 4.心疾患
- 5.脳卒中
- 6.歯周病

バイオフィルムと同様に炎症を誘発します。

高血糖状態だと糖化タンパク質が増えて炎症を進め、歯周病が速く進行するとともに、炎症はインスリンの働きを阻害するため、ますます高血糖になるという悪循環に……。糖尿病は、免疫機能を低下させるので、菌に対する抵抗力が低下して歯周病が発症しやすく、また重症化します。**糖尿病と歯周病は、互いに影響し合い、病状を進行させていきます。糖尿病になっていても、意外とお口の状態に無頓着な方が多くいます。必死に歯肉の炎症を抑えましょう。**

歯周病の治療で生活習慣病やボケは防げる

歯の病気は、生活習慣病を引き起こす最も上流に位置する病気で、歯の病気予防は生活習慣病を防ぐ言わば「一丁目一番地」です。

歯の病気のうち、❶慢性持続性炎症、❷歯原性菌血症、❸咀嚼機能低下症、の3つが、口腔疾患と生活習慣病の共通リスク因子なのです。

❶の歯周炎の慢性持続性炎症は、症状は弱いものの、その罹患率は膨大で、しかも多くの場合、そのまま放置されるため、年単位で長期的に続く慢性炎症となって引き起こされる炎症性疾患は無視できないレベルになります。腫脹や痛みを伴う重度歯周炎は、当然、生活習慣病の危険因子です。

❷の歯原性菌血症は、歯周病や歯の根の感染で、歯周ポケットの傷口や出血箇所から大量の菌や口臭由来の毒素、異物などが血管内に侵入して、炎症を起こします。また歯周病菌*P.g*とアルツハイマー病発症との関係や、口臭の原因菌*F.n*が下部消化管に到

歯科疾患から派生する各種生活習慣病の関係図

図の■うすアミをかけた四角にある歯科疾患からさまざまな生活習慣病が発症するので、その予防と治療は、身体全体を俯瞰的に考える必要があります。

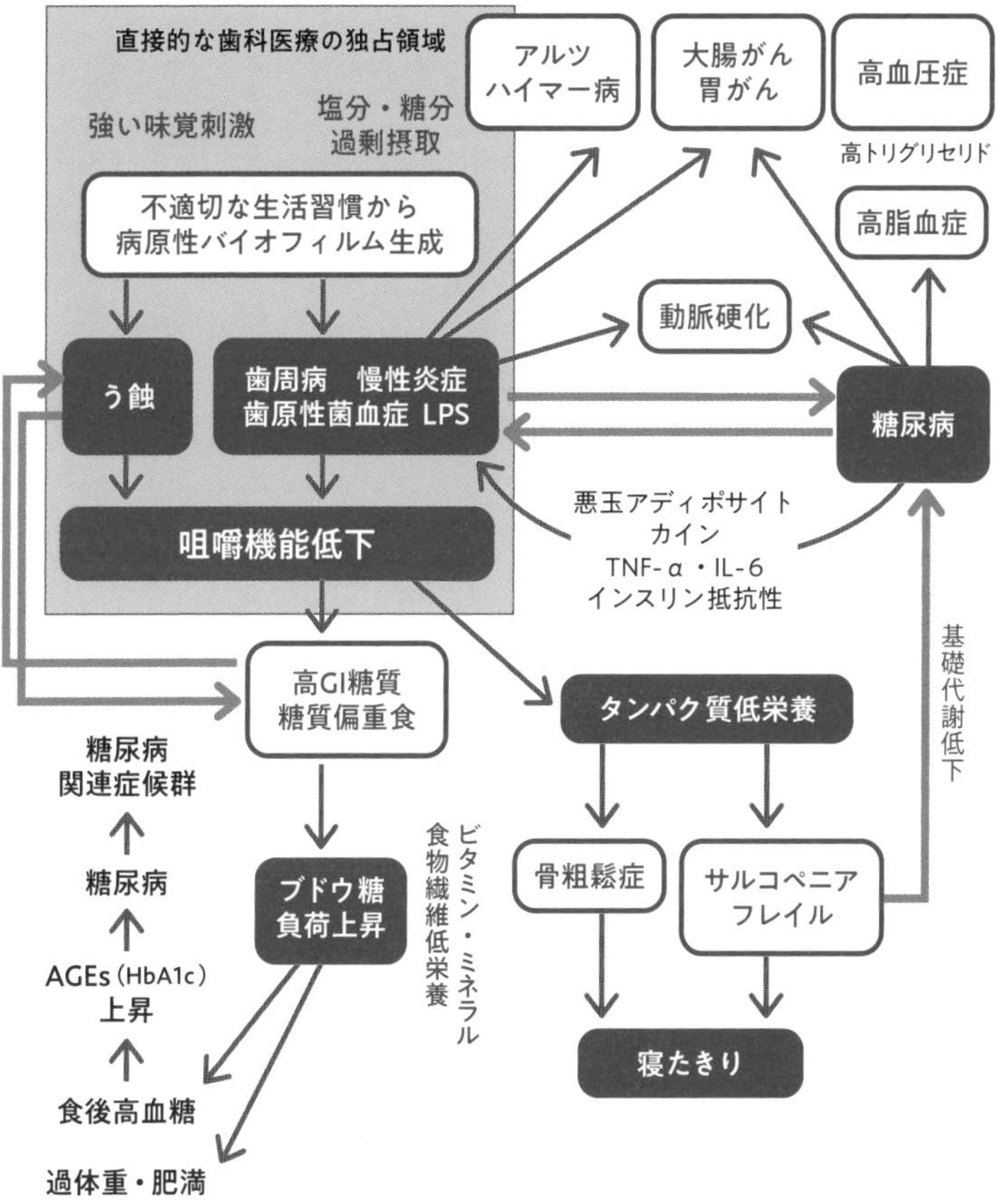

達して大腸がんをつくることなどが報告されています。お口を清潔にして生活習慣病の蛇口を閉めましょう。
❸の咀嚼機能低下症は、歯の喪失や歯周病などで食物が噛めない状態に陥ると、軟性食材（パンや麺類など、多くが糖質）に偏った食習慣になり、血糖値が上昇してしまいます。その一方、噛み応えのある肉類・野菜類の摂取が減少する傾向（タンパク質低栄養）があり、その結果、体組成や代謝が悪化し、骨格筋量減少などからエネルギー消費と基礎代謝が減少し、血糖が上昇します。また、フレイルへとつながっていきます。
このように、歯科は、歯科医療完結型から地域医療への支援に参画すべくパラダイムシフトを迎えており、歯科と生活習慣病は密接に関連しているのです。

お口の中に潜む生活習慣病のリスクを低減するために、歯科の定期メインテナンスを活用しましょう。

歯科疾患が発症したのち生活習慣病の発症を見る

歯科疾患の治療と同時に、
生活習慣病の保健指導を受けると効果的です。

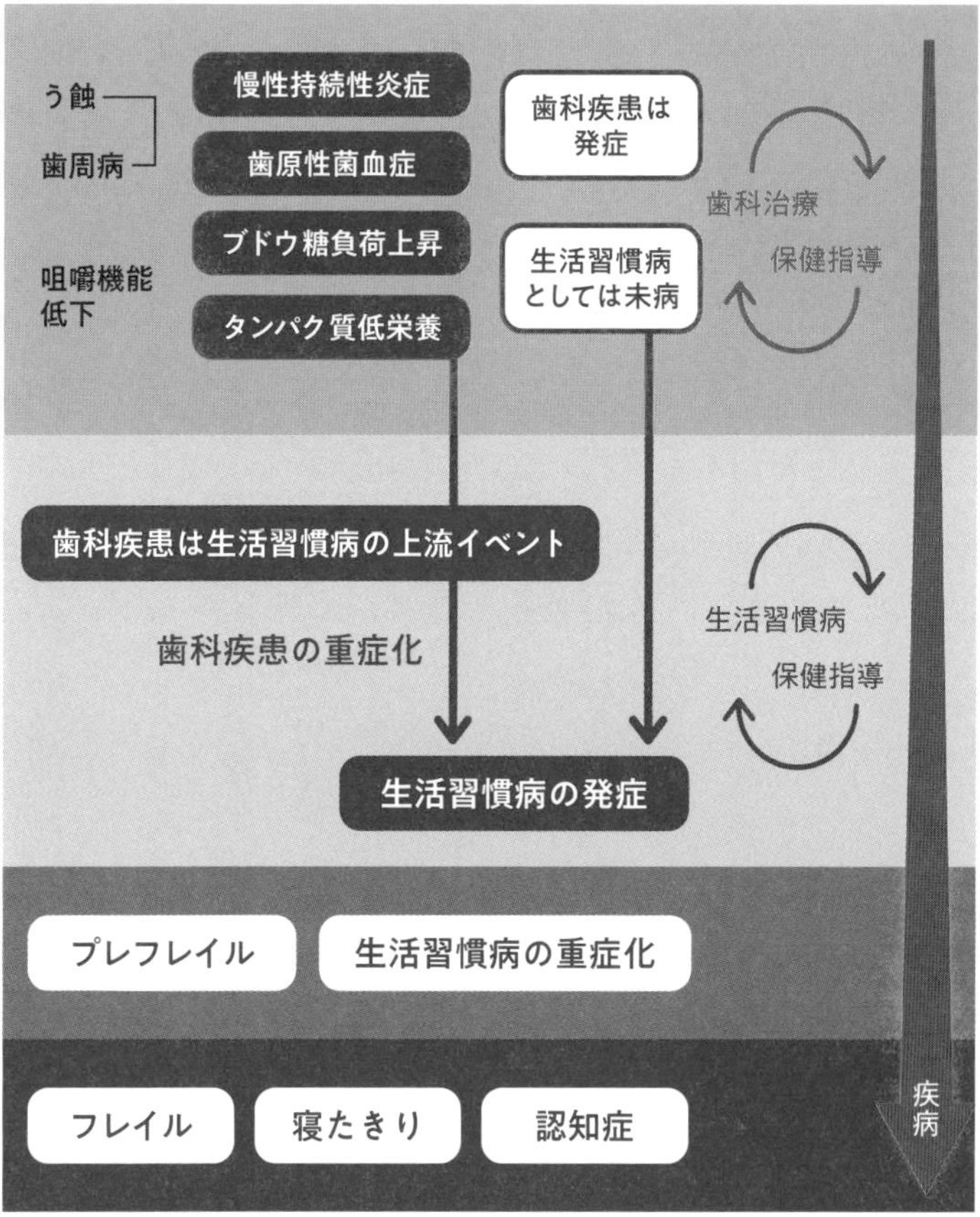

高血糖で体中のタンパク質が焦げ老化促進

ブドウ糖はエネルギー源として大変優れ、1モルのブドウ糖から38モルものATP（エネルギー貯蔵物質）を生み出す、大変貴重でありがたい栄養源です。いわば揮発性のガソリンのようなものとイメージしてください。

食事で摂取したブドウ糖は、ただちにインスリンというホルモンによって細胞の中に取り込まれ格納され、エネルギーに加工する工程に回されます。しかし、食事で摂るブドウ糖の量が膨大であったり、インスリン分泌が足りなかったり、インスリン量が十分でもその働きを妨げる歯周病などの慢性炎症があると、ブドウ糖は細胞に取り込まれず、血中に淀んでしまいます。これが、高血糖であり血糖値が高い状態です。

このようにブドウ糖が、高濃度（高血糖状態）で、血液中にむき出しで存在していると、接触した細胞、組織、血管壁などをことごとく劣化させてしまいます。このことを体が焼け焦げると表現し、糖化もしくは糖毒性と呼ばれています。私達の身体の

インスリンが血中から細胞にブドウ糖を取り込む仕組み

細胞の中にインスリン受容体と呼ばれる“鍵穴”があり、
そこにインスリンがはまると、細胞の膜からブドウ糖を取り込むよう
指示が出て、ブドウ糖が血液中から細胞内に取り込まれます。

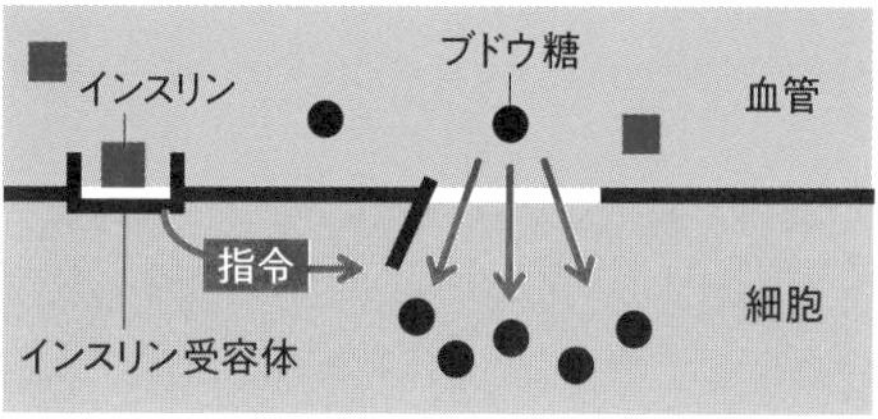

健康な人が糖エネルギーを活用するシステム

食事をとって体内にブドウ糖が入ると、膵臓のβ細胞から分泌される
インスリンの分泌量が増え、インスリンの働きでブドウ糖が肝臓や筋肉に
とり込まれ、全身の細胞でエネルギーとして利用されます。

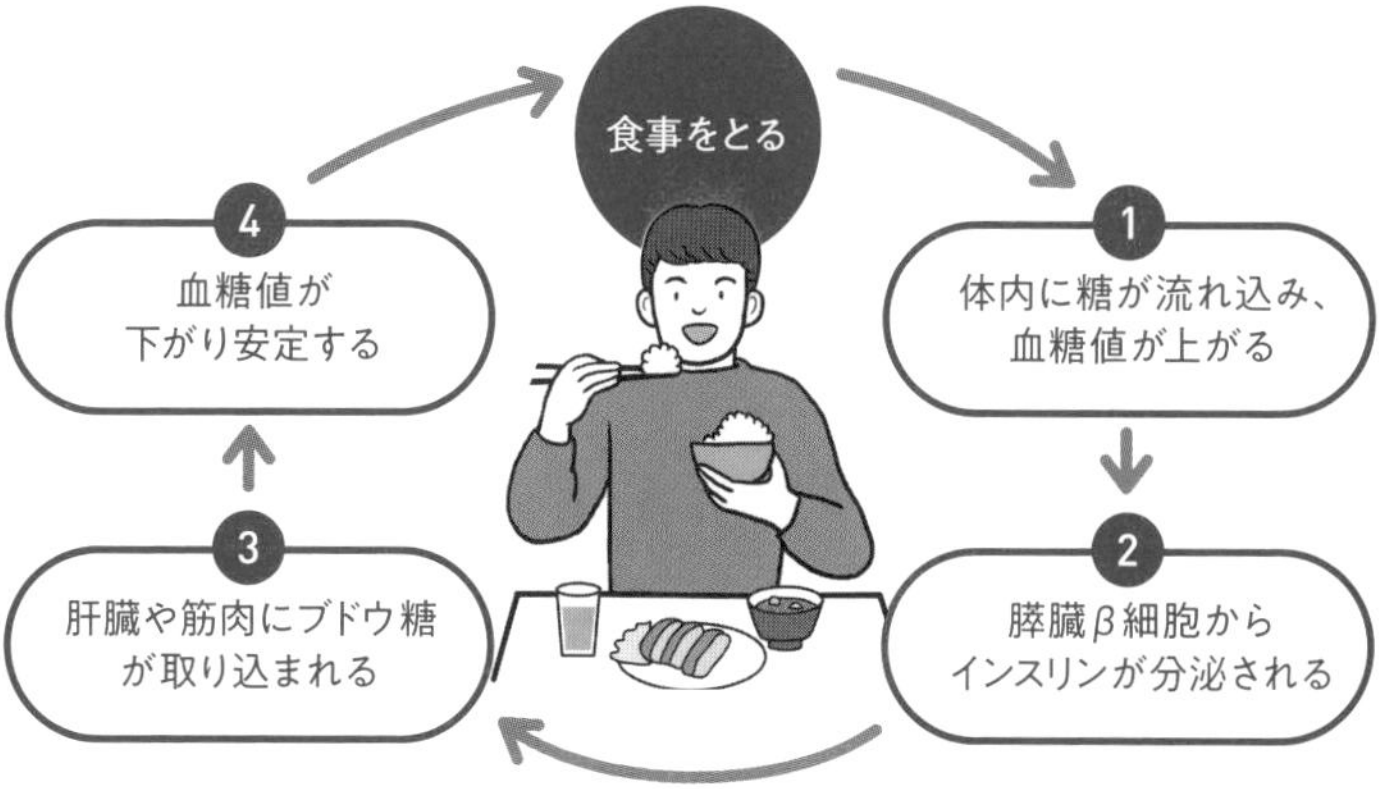

この糖エネルギー活用のシステムが正常に働いていれば、血糖値が安定

あらゆるタンパク質がブドウ糖と反応して結合した結果、機能を失った糖化タンパク質（ＡＧＥｓ）という〝産廃タンパク質〟が増えてしまいます。コラーゲンが糖化されれば、劣化して弾力を失って肌のハリや血管の弾力、骨の弾力も低下します。高血糖である時間が長ければ長いほど体が焦《こ》げていき、全身の老化を引き起こします。

糖尿病の診断基準であるＨｂＡ１ｃ（ヘモグロビンＡ１ｃ）も、糖化タンパク質（ＡＧＥｓ）の一つです。血中ブドウ糖濃度が高い時間が長ければ長いほど、血液中の赤血球のヘモグロビンタンパク質が糖化され、そのヘモグロビンＡ１ｃの数値が６・５％以上の場合に糖尿病と診断されます。しかし、ヘモグロビンＡ１ｃが６・５未満なら大丈夫というわけでは決してなく、５・８くらいでも注意すべきで、高血糖にならないよう食生活に注意すべきです。これは、なにもヘモグロビンのみ糖化されるのではなく、身体中のタンパク質が糖化されたことを意味します。

糖尿病は、免疫機能が低下するので、〝発がん〟しやすさもセットで引き起こされることを知ってください。糖尿病の発症予防に一手間掛けることが重要なのです。

PART

2

歯は老化・全身病の原点❷ 虫歯

虫歯は重大な感染症を引き起こす

虫歯は重大な感染症

虫歯は細菌による感染症ですが、糖質をダラダラと食べたりする生活習慣によって、口の中のさまざまな細菌（約300菌種）のバランスが崩れ、虫歯菌のグループの比率が高まって起きる慢性感染症です。人類最大の感染症で、望ましくない生活習慣の結果、引き起こされるのが虫歯なのです。

代表的な虫歯菌のミュータンスレンサ球菌は、歯に付着しながら、砂糖を原料として水に溶けないグルカンというパテ状の物質を菌の周囲に合成します。この中で無数の菌群が暮らしており、糖質をエネルギー源として代謝し有機酸を醸成します。この酸がパテ状のグルカン内に蓄積し、歯面に留められ歯が溶かされてしまうのです。これが虫歯です。左下図のように、はじめは、歯のエナメル質に小さな穴ができ、やがて象牙質に波及して、歯髄と呼ばれる神経に刺激や感染が及ぶと激しい痛みが生じます。やがて神経が死んでしまうと、痛みは一時的に止まりますが、死んだ神経が変性して腐敗物（異物）となって歯の根っこの周囲の組織、骨などに炎症を起こし、**放置すると骨が溶けて炎症を抱えた領域ができ、アレルギーや歯原性菌血症の病巣になり、全身に被害が及びます。**

虫歯菌「ミュータンスレンサ球菌」

ミュータンスレンサ球菌は代表的な虫歯菌の一つです。

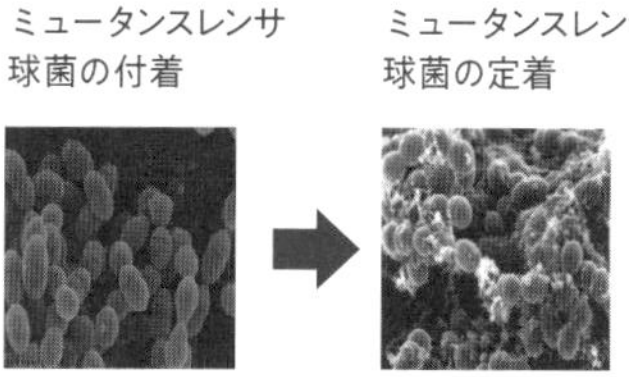

ミュータンスレンサ球菌はグラム陽性球菌で、PAcタンパク質により歯の表面に結合できる

虫歯はこのように進行する

C0は初期の虫歯。C1はエナメル質までの虫歯。C2は象牙質まで進行した虫歯。C3は歯髄まで進行した虫歯。C4は歯の根の部分まで進行した虫歯。

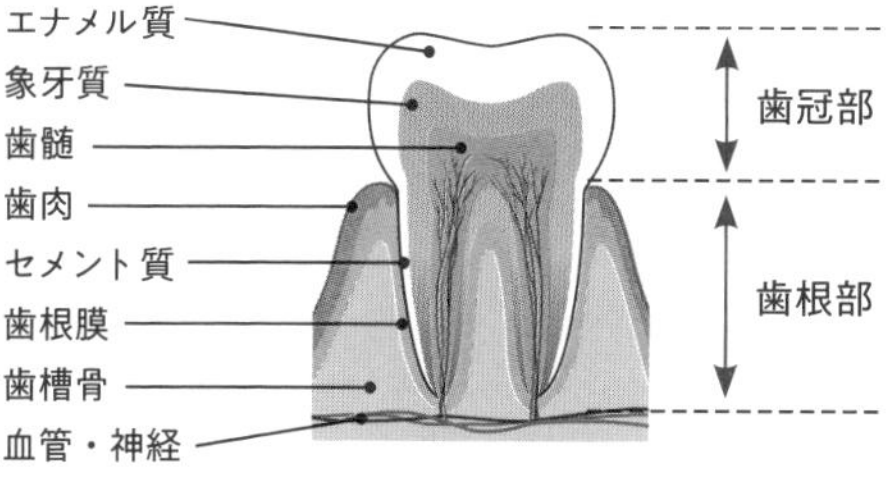

虫歯の進行

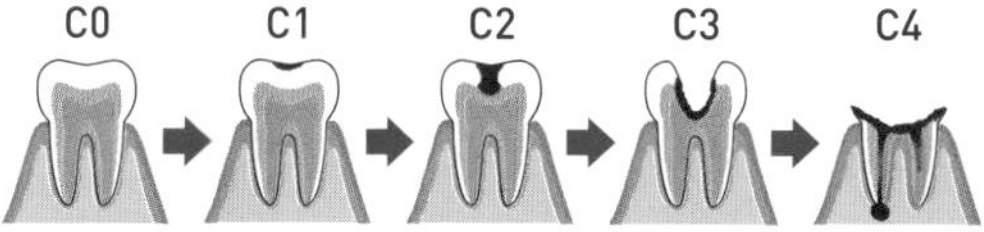

虫歯菌は親から赤ちゃんに感染する

虫歯菌の代表ミュータンスレンサ球菌は、歯の表面にしか棲むことができません。一方、口をはじめとする私たちの体の粘膜にはさまざまな有益な細菌が棲みついています。とりわけ口の中の善玉菌は、球菌と呼ばれる丸い形の乳酸菌群で、歯の表面にも口の粘膜にも棲みついています。

歯が生え始める前の赤ちゃんのお口は、多量の唾液で常に洗い流され、とてもキレイな状態です。口の中に硬い物質の表面がないのでバイオフィルムも生成しません。虫歯菌が入ってきても、歯につかまることができずに胃に落下してしまうので、感染することはありません。

やがて、**1歳半頃になると歯が生え始め、2歳半頃に乳歯が生え揃います。時期的な個人差がありますが、この頃に両親や周囲の者からミュータンスレンサ球菌に感染するリスクが高くなります。**

1歳半から2歳半は 虫歯菌に感染しやすい“感染の窓”

生後19〜31か月前後ではミュータンスレンサ球菌の感染は起こりません。

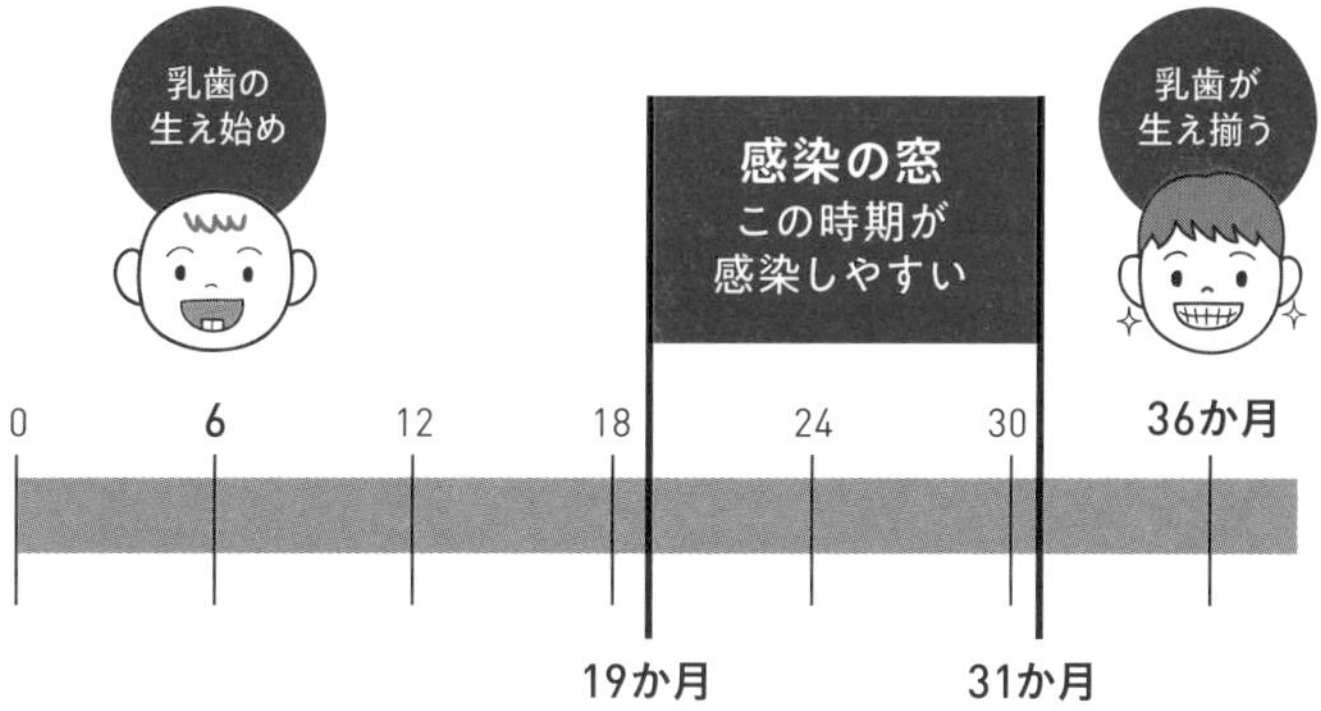

椅子取りゲームに勝利する

歯が生え揃う2歳半までに、
歯の表面に善玉菌を育むと一生の財産になります。

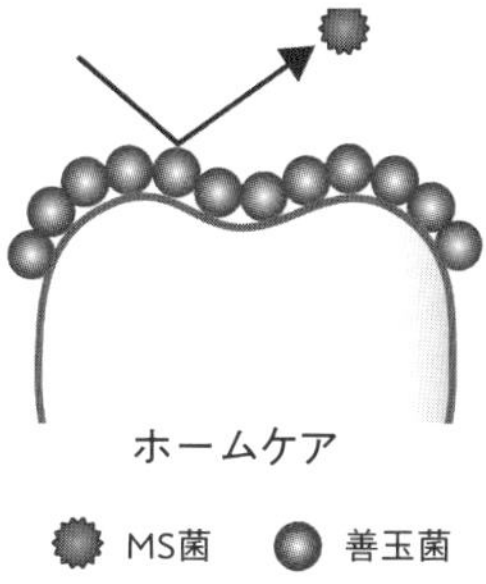

2歳半頃に乳歯が生え揃った後は、不思議なことに感染しづらいのです。

この1歳半（19か月）～2歳半頃（31か月）の時期を〝感染の窓〟と呼んでいます。

というのは、歯が生え始めた頃にミュータンスレンサ球菌が入り込み、砂糖が口の中に入ると歯面や歯の溝にミュータンスレンサ球菌や水に溶けにくいバイオフィルムが入り込み、虫歯になってしまうからです。

しかし歯が生え揃った2歳半（31か月）以降までにミュータンスレンサ球菌が蔓延《はびこ》らなければ、歯の表面にすでに善玉菌群がビッシリと覆いつくし、虫歯菌が入り込む場所がありません。この現象は、お花見の場所取りや椅子取りゲームを彷彿とさせます。

ただし、歯が生え揃う時期まで虫歯菌に感染しなくても、その後お砂糖漬けの生活をすれば、育まれた善玉菌もたちまちミュータンスレンサ球菌に置き換わってしまうでしょう。

新しい家族を迎える準備として、出産前から両親はもちろん、祖父母ともども左にあるお口の対策をして清潔にしておきたいものです。

乳幼児の両親と祖父母が徹底したいお口対策

食事・口腔衛生指導

お砂糖を含んだ食品のダラダラ食いは特にダメ

専門的歯のクリーニング

3か月に一回の専門的口腔細菌のリセットを受ける

フッ化物の使用

毎日の歯磨き時にフッ化物を含んだ歯磨きペーストを使用する

う蝕治療

出産前に、家族全員で悪くなった歯の治療はもちろん、
お口のトータルケアを受けよう

口移しをしない

虫歯菌は、唾液で感染する。特に歯が生え始める
1歳7か月以降は口移しで赤ちゃんに食べ物を与えてはいけない

そのほか、歯周病菌、ヘルペス、肝炎ウイルスなどなど、
大人の感染症を広げてはいけません。

虫歯は糖尿病をもたらす上流イベント

私たちは、砂糖などを含む甘い食品をたくさん食べますが、**WHOは一日のフリーシュガー（遊離糖：甘い味がする糖類の総称）の摂取量を総摂取カロリーの5％以内にすると、虫歯ばかりか糖質代謝にも良い影響があると推奨しています**。

歯が溶けるメカニズムは、歯面に付着したバイオフィルム（歯垢）の中で多くの菌が糖質をエサにし、代謝産物として有機酸をつくり、歯垢の中に蓄積して歯のミネラルを溶出します。57ページはステファン曲線という、歯垢中のpHが推移する状態を示したものです。歯垢中のpHは通常、唾液レベルの中性域の7付近ですが、糖質が染み込むと中の菌が代謝して酸を醸成し、pHは徐々に低下します。そして歯が溶け始めるpH5・5を下回ると、歯が溶け出す反応（脱灰《だっかい》）が進行します。ただし、フッ素を使っていると、歯は溶けにくくなりpH5・0くらいまで脱灰しません。

肉眼では見えませんが、ツルツルの歯の表面が、粗造になって崩れていき、目に見

歯が溶け出す「脱灰」と元に戻る「再石灰化」

脱灰して歯が溶け出した部位（右の歯の部分）と、
再石灰化して歯が元の状態に戻った部位（左の歯の部分）。

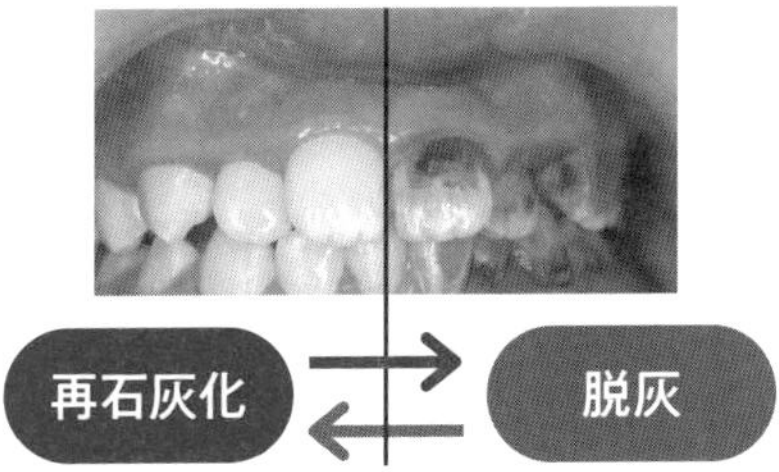

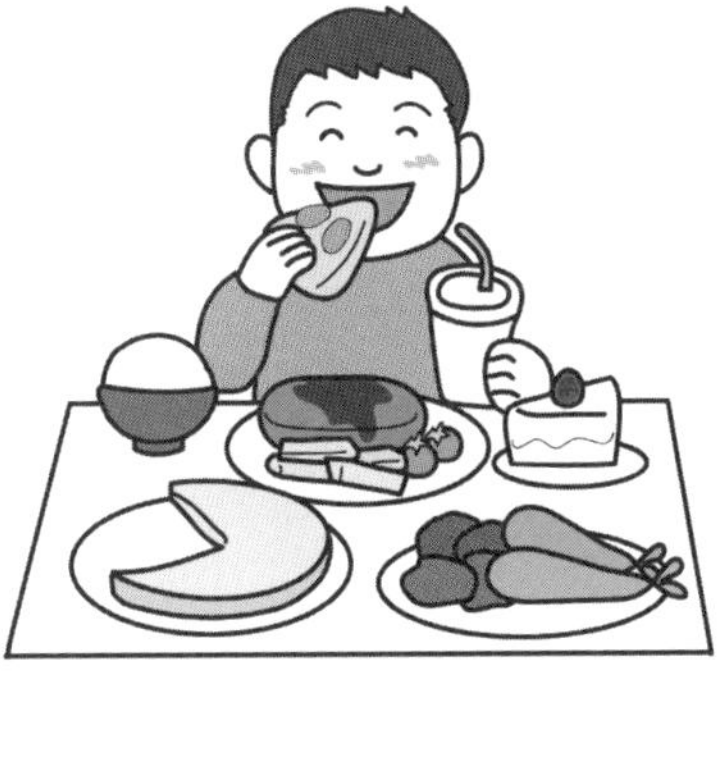

える大きさとなったのが虫歯です。

レモン果汁や、お酢を口に含むと歯が軋みますが、これが脱灰です。やがてpHが4・0付近まで下がると、歯垢中の細菌も酸の濃度により代謝活動を停止して、それ以上pHが下がることはありません。

歯垢の中に徐々に唾液が染み込んでpHが上昇し始め、元に戻ります。歯の溶け出した微細な欠損部分に再び唾液中のミネラルが吸着して穴が埋まります。

これが再石灰化です。口の中に糖質(炭水化物)を入れない時間が再石灰化です。

ところで、糖質を食べると血糖値が上昇しますが、歯が溶けるのと同時に起こっていたのです。**虫歯が多ければそれだけ、高血糖の時間も長いことを示しています。虫歯は糖尿病の前触れといえます。**

ステファン曲線

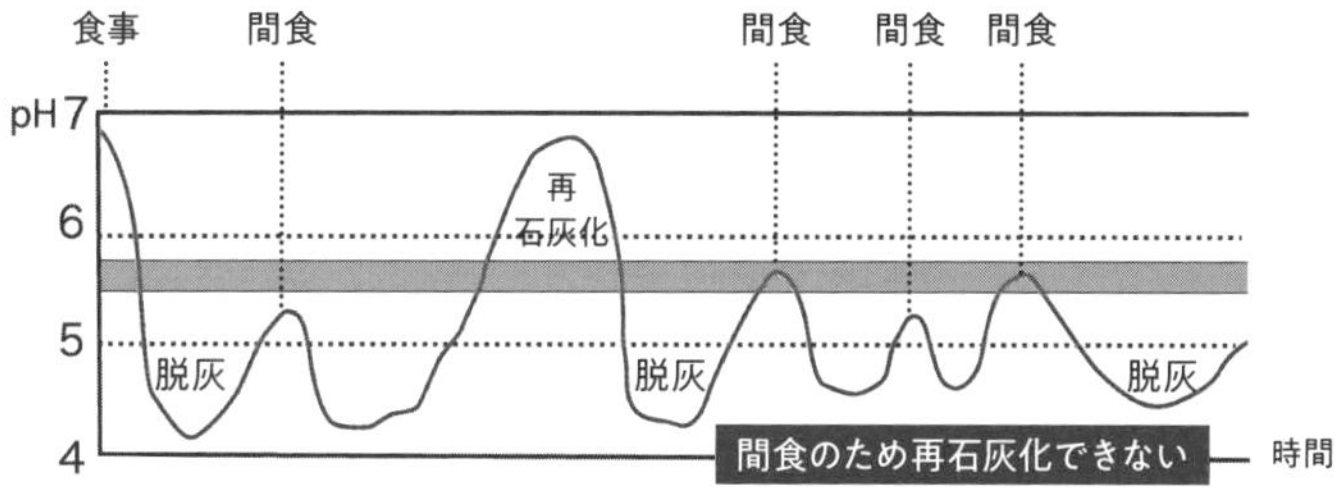

歯垢の中はpH7近くでほぼ中性の状態を保っているが、食事で糖質を摂ると、口の中の細菌が代謝して酸をつくり、pHが下がり酸性になり始める。さらにpH5.5を下回ると歯が溶け出す脱灰が始まる。やがて唾液が中和してpHが徐々に回復して5.5を上回ると歯から溶け出したミネラルが再び歯面に吸着し再石灰化が始まる。虫歯菌の出す酸により、酸性に傾く。歯が溶け出す状態から元の中性に戻るまでに要する時間を表した曲線がステファン曲線である。

糖質摂取後のステファン曲線と血糖値の関係

虫歯（歯の脱灰）と血糖上昇は同時に起きています。

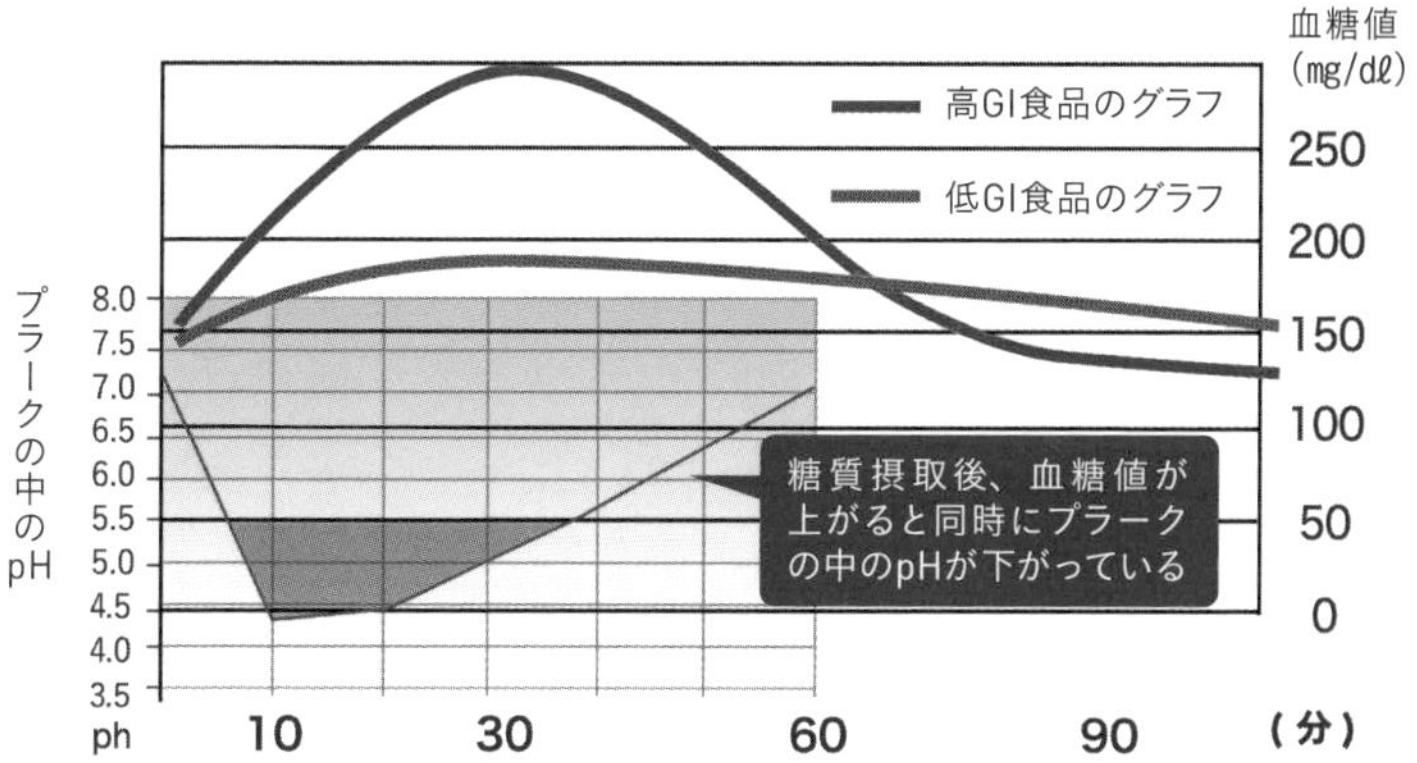

甘いものが歯に悪いのではなく、砂糖が問題

「虫歯の原因は甘いもの」というのは誤りで、正確には砂糖（スクロース・二糖類）が最も歯に悪いのです。そのわけは2つあり、1つ目は虫歯菌の代表ミュータンスレンサ球菌が、砂糖を代謝して酸を排出すること（たいていの糖類も共通）です。2つ目はミュータンスレンサ球菌が、砂糖から、水に溶けないベタベタの非水溶性グルカンと呼ばれる、とても特殊な歯垢を合成し、歯の表面を覆い、唾液を遮断してしまうからです。

このように、**砂糖には他の糖類にはない決定的な問題があります。ミュータンスレンサ球菌が砂糖からベタベタの非水溶性グルカンというバイオフィルムを合成する唯一無二の原料なのです。**

ところで、甘い味のする糖類にはさまざまなものがあります。ブドウ糖も麦芽糖も、果糖も砂糖も例外なく、糖類は少なからず微生物に利用されて酸を醸成します。この

虫歯になりやすい糖

甘いものを食べたいときには、
虫歯になりにくい糖類を使うのも一つの方法です。

虫歯の原因となるグルカンと有機酸をつくる糖類

砂糖（スクロース・二糖類）

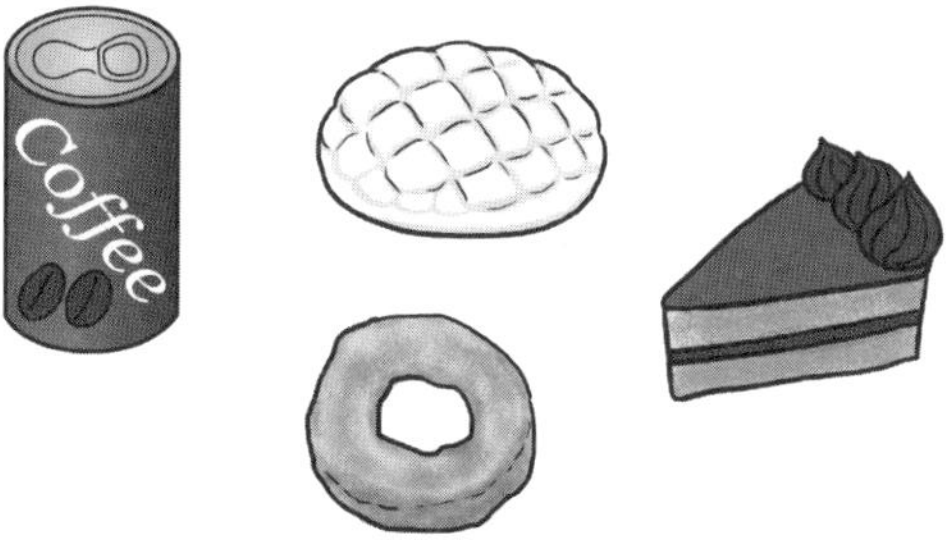

虫歯の原因となる有機酸をつくる糖類

果糖（フルクトース）　ブドウ糖（グルコース）　麦芽糖（マルトース）

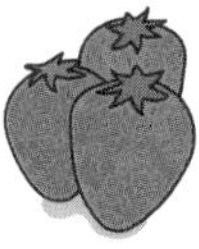

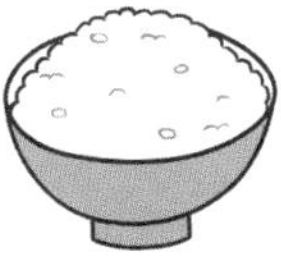

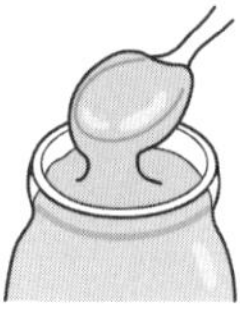

酸が歯を溶かすのですが、単に酸が口の中に存在しても、すぐさま唾液が中和して無害にしてしまいます。では、なぜ虫歯になるのでしょうか？　それは、細菌がつくり出した酸が、薄められずに歯の表面に留め置かれるためです。歯の表面を洗い、酸が中和する唾液の働きを妨げ遮断している犯人は、歯垢なのです。

甘いものに気を付けるというより、唾液を遮断してしまう砂糖に注意を払うべきです。**缶コーヒー、紅茶に砂糖を入れる、チョコレートなどを高頻度に摂取する、などの習慣があると、要注意**です。またお寿司もシャリに酢と砂糖が含まれますし、メロンパンなど粘着性の高い食品も虫歯誘発性があります。注意すべきは砂糖の濃度と頻度がカギであり、調理に使う程度の量であれば問題ありません。

一方、代用糖と呼ばれる糖アルコールのキシリトールや、ダイエットシュガーの類は、微生物が利用できず、酸に変わりません。当然虫歯の原因にはなりませんが、腸内細菌にも代謝されないので、多量に摂取するとお腹がゆるくなりますし、カロリーもないために乳幼児にはあまり摂取させるべきではありません。

虫歯になりにくい糖

グルカンも有機酸もつくらない糖類

キシリトール、ソルビトール、マルチトール
などの代用糖

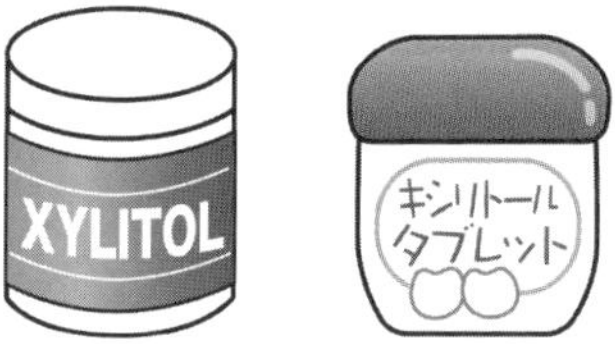

®

「歯の信頼」マーク

その製品を食べてから30分以内に、歯垢と唾液のpHが5.7以下に低下させない食品（虫歯予防に役立つ食品）にのみ付けることが許可されたマーク

虫歯になる歯垢と健全な歯垢はここが違う

歯垢は口の中の微生物が合成します。このうち善玉菌は、果糖（果物やハチミツに多く含まれる糖類で、最も甘味が強い）が数多く結合した重合体であるレバンという多糖類（単糖類の果糖が数多く結合したもの）を合成します。これは唾液とよくなじみ、食べ物を噛んだり飲み込んだりする生理的な口の運動ですぐに除去されますし、酸を溜め込んだりしないため、虫歯をつくることはありません。

これに対し、砂糖を頻繁に摂ると、特殊な歯垢が虫歯菌によって合成されて虫歯菌が増え、虫歯の多発につながります。虫歯をつくるのは、甘いものではなく、お砂糖の食べ方なのです。

ミュータンスレンサ球菌が、ＧＴＦ（グルコシルトランスフェラーゼ）という酵素で、お砂糖をブドウ糖と果糖に分解し、ブドウ糖だけを数多く結合させて、唾液や水に溶けない頑固なバイオフィルムＷＩＧをつくります。

単糖類と多糖類とは

単糖類にはブドウ糖と果糖があり、単糖類が2個結合したものが二糖類、数多く結合したものが多糖類です。

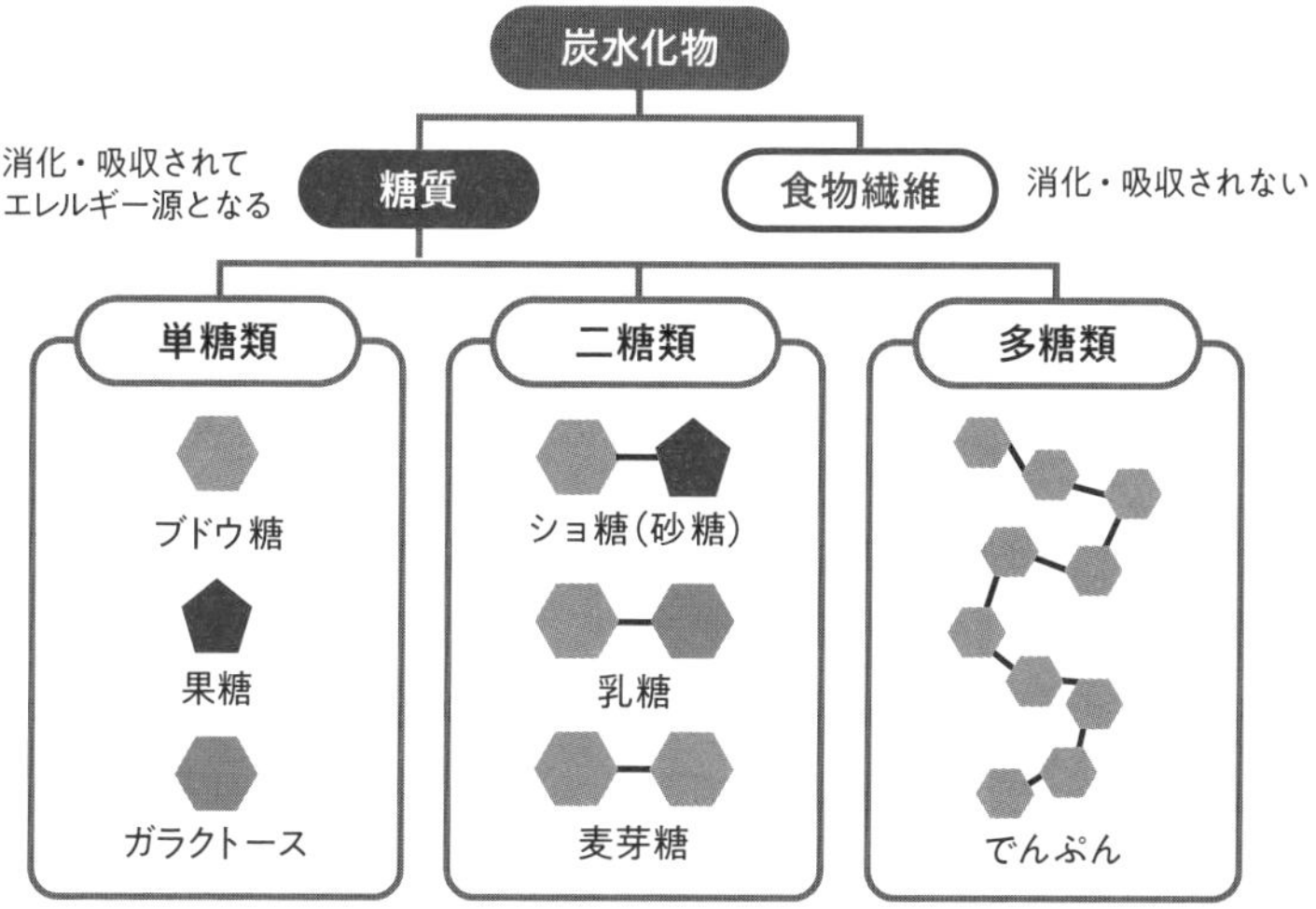

ミュータンスレンサ球菌がつくり出すバイオフィルム

ミュータンスレンサ球菌が歯に付着し、砂糖から分解したブドウ糖を栄養にしてバイオフィルムというネバネバの物質をつくり、虫歯の原因になります。

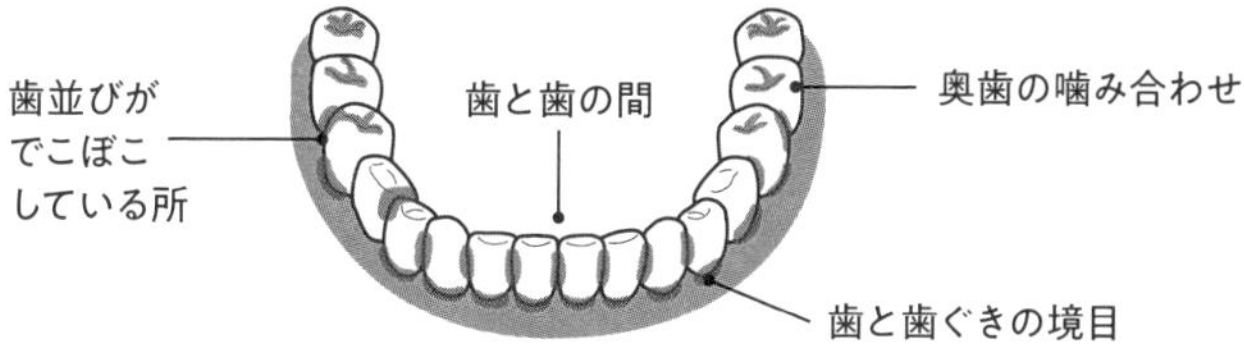

これが、虫歯になる歯垢です。虫歯の原因になるだけでなく、ベタベタしているために他の細菌群も抱き込んで病原性の高いバイオフィルム生成の基礎をつくります。虫歯や歯周病の原因となるバイオフィルムをつくらないようにするには、あめ玉やチョコレートなど、口の中に砂糖がべったりつく甘い物を食べ続けるような生活習慣を身につけないよう、できれば乳歯が生える幼児期のうちから良い歯垢を育むように指導しましょう。

乳歯も永久歯も治療しなければならない状態であれば、口の中の歯垢の質、つまりその中にいるバイキンを入れ替えるよう、口の中をきれいにすることが不可欠です。

口腔内の善玉菌を増やす新習慣

歯磨き

フロスや歯磨きで
歯垢をかきとる

↓

除菌

リンス剤で
悪玉菌を除菌

↓

食生活

乳酸菌を摂取

↓

予防

唾液を増やす

PART

3

歯は老化・全身病の原点❸ 奥歯がなくなったらダメ

「噛めない」から始まる怒涛の老化ドミノ現象

ものを「噛めない」ことから始まる老化ドミノ

歯の数が減っている人ほど、奥歯がないと健康に悪いことは、万人が認めるところです。**硬いものが食べにくくなると、軟らかいものを多く食べる傾向になります**。

奥歯がなくて〝噛めない〟状態になることによって、軟らかくて食べやすい食品群が増加し、硬くて食べにくい食品群が減少することになり、結果的に過剰摂取と摂取不足の栄養素が生まれてしまいます。栄養バランスが崩壊して、糖質、脂質、エネルギー代謝がうまくできなくなります。具体的に言えば、カロリーとしての糖質（ブドウ糖）、脂質が増加し、タンパク質、ビタミン、ミネラルが減少します。

このように偏ったカロリー・栄養摂取は、脂質異常症、高血圧症、耐糖能異常症、低アルブミン血症などの状態を経由して生活習慣病の発症に至ります。結果として体重、ＢＭＩ、体組成の値も標準偏差から逸脱してしまいます。

では、〝噛めない状態〟とは何をもって〝噛める噛めない〟とされるのでしょうか？

咀嚼機能の正常値・基準値

奥歯を失うと、咀嚼機能値が正常値の200mg/dℓから150mg/dℓ前後に落ちます。120mg/dℓ以下になると噛めなくなります。

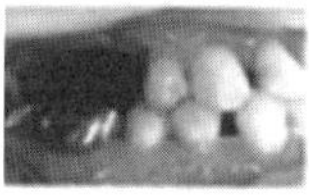

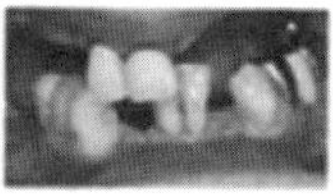

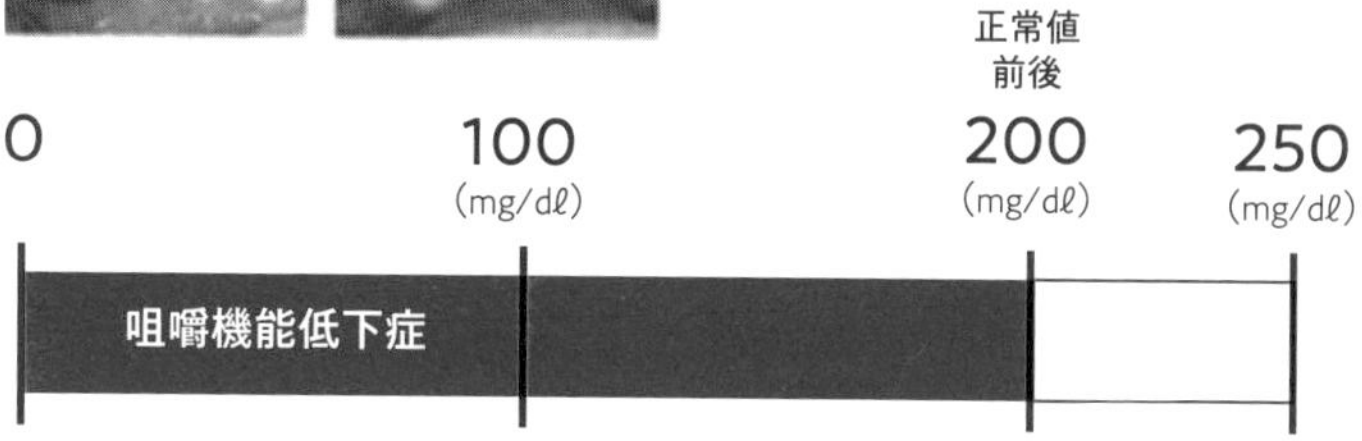

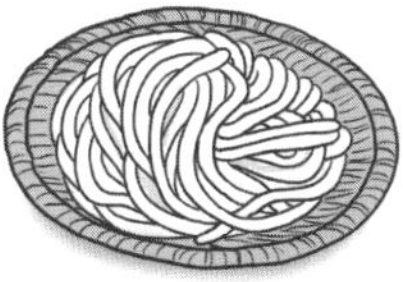

噛めないために糖質過剰摂取となり、高血糖を招く食習慣は、やがては生活習慣病の発症へとつながっていくのです。

よく噛めなくても、食べやすい食品（軟性食材＝炭水化物）でカロリーは十分に摂れます。しかし、噛み応えのある野菜類や肉類に多いビタミン・ミネラル・食物繊維、タンパク質などが不足してしまいます。

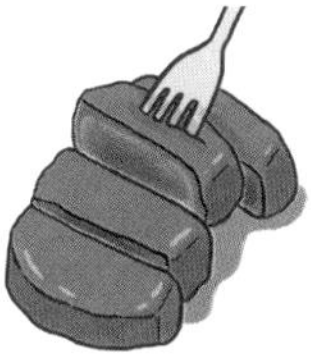

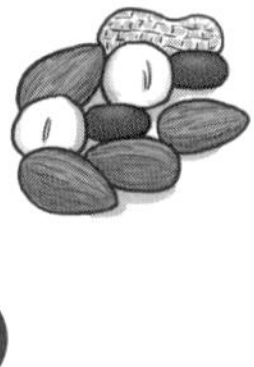

噛み応えのある食品は栄養が豊富

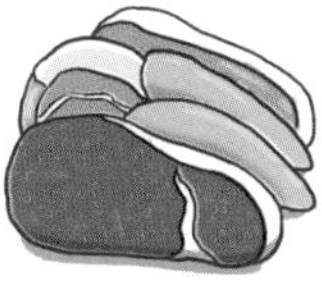

肉
（タンパク質）

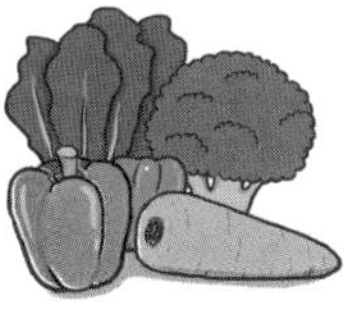

緑黄色野菜
（ビタミン・ミネラル・抗酸化物質）

咀嚼機能値は、現在、歯科で医療保険で測定できます。奥歯を失うと、咀嚼機能値が正常値である200mg／dℓから150mg／dℓ前後に落ちてしまいます。おおむね120mg／dℓ以下が噛めない（噛みづらい）と判定されます。

咀嚼機能が低下して噛む力が衰えると、噛まずに飲み込める食べやすい食品群としてご飯類、パン、麺類など糖質を摂ることが増えます。

一方、咀嚼力が必要な硬い食べにくい食品群である肉類、緑黄色野菜類が減少してしまいます。その結果、糖質・脂質代謝異常を経由して体組成が崩れ、メタボ、フレイル、怒涛の老化ドミノ現象となるのです。

広く知られたスローガンである「一生自分の歯でおいしく食べる」は理想ですが、自分の歯を失っても義歯や歯科インプラントで機能を補えば、なんら問題はありません。

重要なことは、歯を失ったらしっかりと補綴《ほてつ》治療をして「一生咀嚼機能を維持して栄養状態を落とさない」ことなのです。

「噛めない」から始まる怒涛の老化ドミノ現象

噛む力が衰えると、噛まずに飲み込めるパン、麺類など糖質を多く摂るようになり、硬い肉類、緑黄色野菜類が減少して体組成が崩れ、メタボ、フレイル、怒涛の老化ドミノ現象が起こります。

咀嚼機能低下症（100mg /dℓ）糖質偏重食

↓

タンパク質低栄養（アルブミン3.7g/dℓ）正常値4.1〜5.1

↓

骨格筋減少症　筋肉量低下：サルコペニア

↓

ロコモティブシンドローム

加齢による運動器障害のため、要介護となる危険の高い状態＝
「足腰が弱る」かもしれない症候群

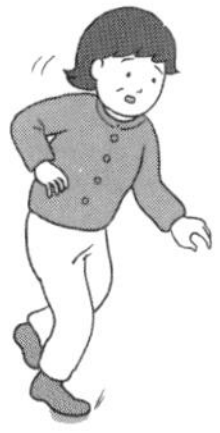

つまずいたり、
滑ったり
下腿筋力低下

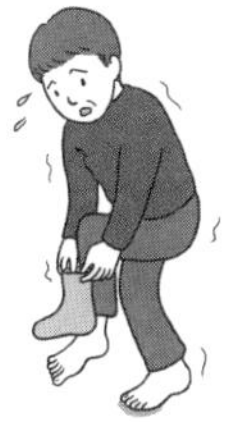

片脚立ちで
靴下がはけない

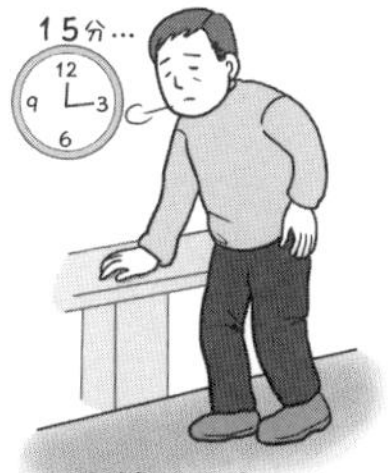

15分続けて歩けない
間欠性跛行
（1kmくらいを想定）

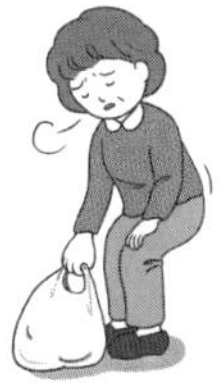

2kg程度の
買い物が困難

奥歯を失うと太りやすい

奥歯を失って咀嚼機能が低下すると、軟らかい食品を摂る頻度が増えていきます。**軟性食品の多くは、ご飯、うどん、パスタ、などの麺類、菓子パン、饅頭など、いずれも糖質であり、糖質に偏った食事であることから糖質偏重食**と呼びます。

さらに、いずれも、あまり噛まずに飲み込める食材であるため、食べる速さ(食速度)が増して過食となり、急激に糖質が入るために食後高血糖を招きます。ブドウ糖負荷(グリセミックロード)を上昇させ、2型糖尿病など生活習慣病発症の原因になります。この傾向はカロリー過剰摂取を習慣化してしまい、メタボや肥満をもたらします。

その一方、咀嚼力が必要な食材である肉類、野菜類の摂取が減少します。栄養学の進歩により、糖尿病など生活習慣病の発症予防・重症化予防をする食習慣はほぼ明らかになっています。

大臼歯を喪失し咀嚼機能が低下すると、バランス栄養食摂取に努めようにも、物理

軟らかい食材を摂ると糖質偏重食に

糖質偏重食は噛まずに食べられます。すべてブドウ糖からできています。

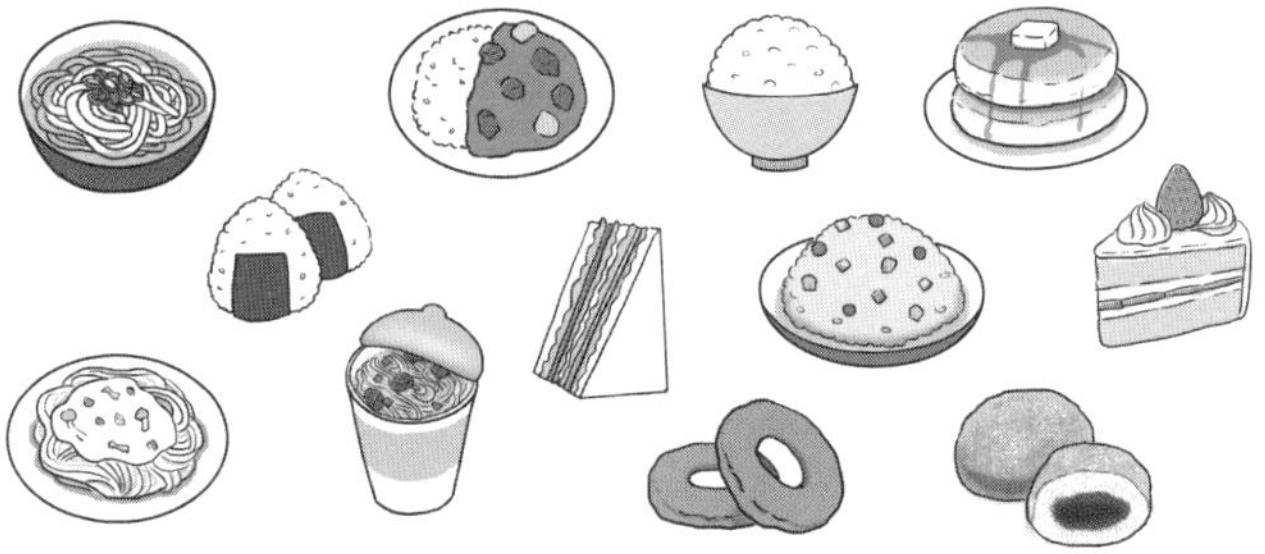

噛めないことから血糖値が上がる負のサイクル

奥歯が抜けてよく噛めなくなると、糖質偏重食になり、
食べ物を丸呑みし過食に。そのため、食後高血糖になり、糖尿病に。

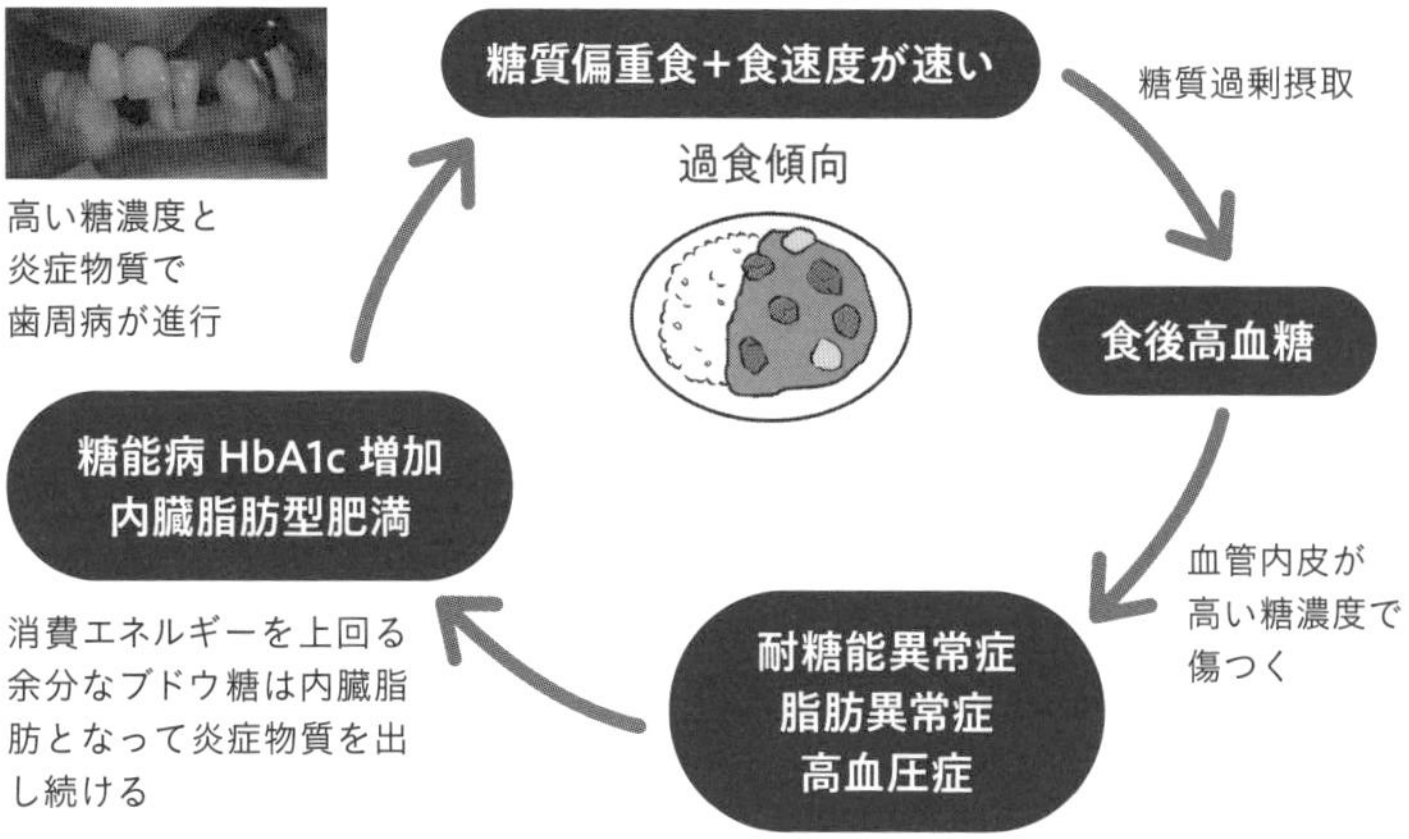

的に困難となり、糖質偏重食（軟性食品）傾向になってしまいます。

糖尿病やメタボ脱出には、適切な食生活が必要で、その必須条件が咀嚼機能を整備することなのです。長期間にわたり糖質偏重食を続けていると、本能的に糖質はおいしいので、すっかり嗜好が変わってしまいます。

人は味覚で食品目を選別するので、歯を入れたからといって、必ずしも理想的な食習慣に戻りません。

カレーライスを流し込み、ラーメンライスを頬張っていた歯のない人が、義歯やインプラント治療を受けて噛めるようになったとしても、さらに大食いになって激太りになってしまう事例は多くあります。

肥満、メタボ、糖尿病予備軍からの脱出や生活習慣病の改善には、①噛めない状態を治療して咀嚼機能回復と摂食環境整備をすることが必要であるとともに、②噛めるようになるとバランス栄養食が食べられることを知り、食事量、食速度などの食事指導を受ける必要があります。

咀嚼機能低下から糖尿病とフレイルに

噛む機能が低下すると、糖質偏重食に陥り、糖尿病になるとともに、
肉類が食べづらくなってタンパク質摂取不足になり、
筋肉量が減り、サルコペニア、フレイルになり、要介護状態に。

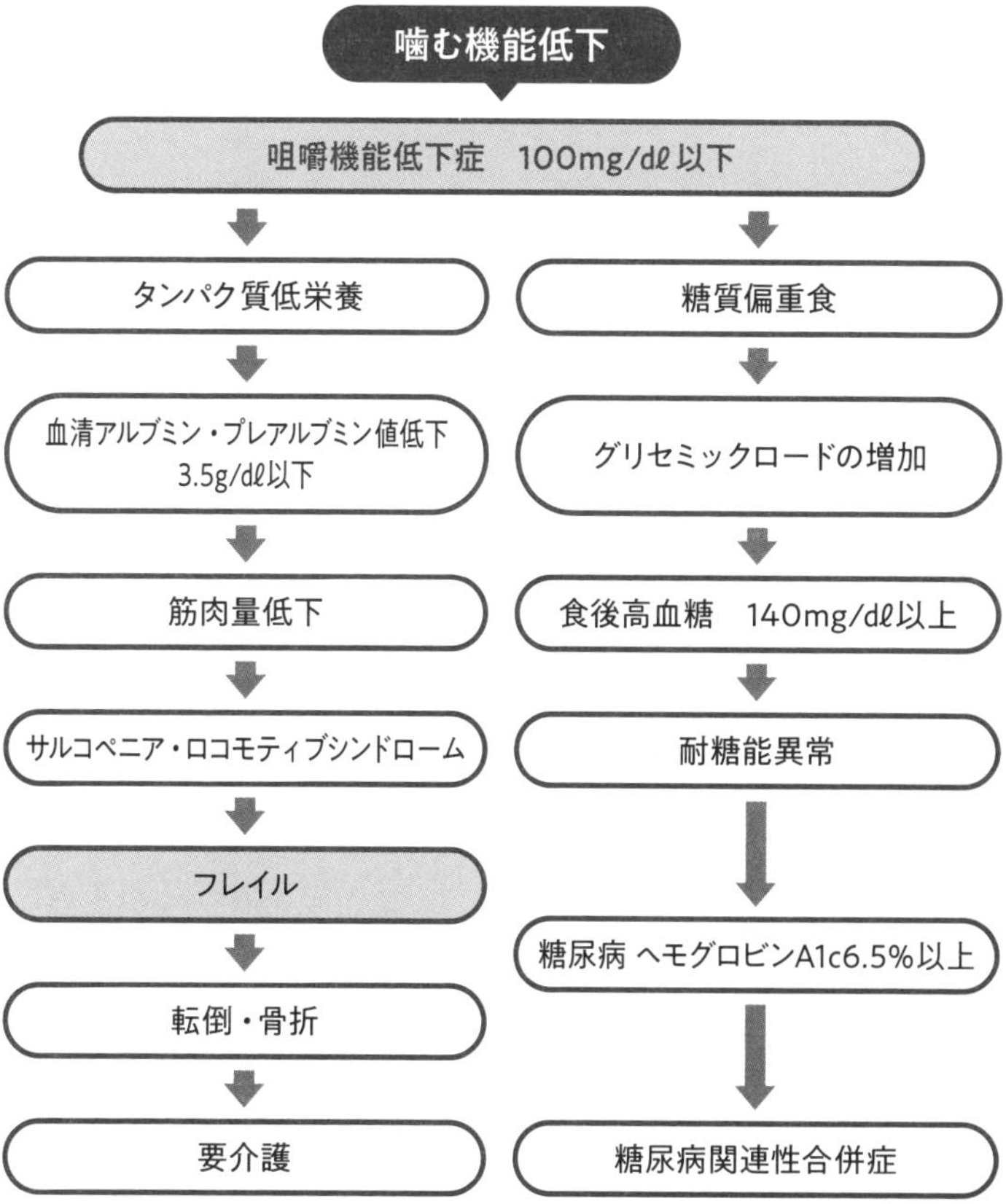

噛めないと肉、野菜が減り、低栄養・メタボに

奥歯を失うと、咀嚼機能値の正常値である200㎎／dℓから150㎎／dℓ前後に落ちてしまい、噛まずに飲み込める食べやすい食品群のご飯類、パン、麺類など糖質が増加する反面、硬く食べにくい食品群である肉類、緑黄色野菜類が減少する傾向になります。

歯のトラブルを抱えている人は、バイキング会場に行くと、野菜や肉類、その他を栄養バランスを考慮してテーブルに運んではくるものの、実際には食べずに残してしまい、運んできたことで食べていると勝手に思ってしまいがちです。

噛めない状態になると、肉類、緑黄色野菜類の摂取が減り、糖質偏重食になりがちになります。

ブドウ糖の摂取量が増加する一方、肉類やビタミン・ミネラル類の摂取が減ってタンパク質低栄養になると、骨格筋量が減り、筋肉のブドウ糖消費が減少するために基

食習慣と代謝・体組成の関係

食事摂取の条件と運動負荷の条件から体組成・代謝の発現が決まります。

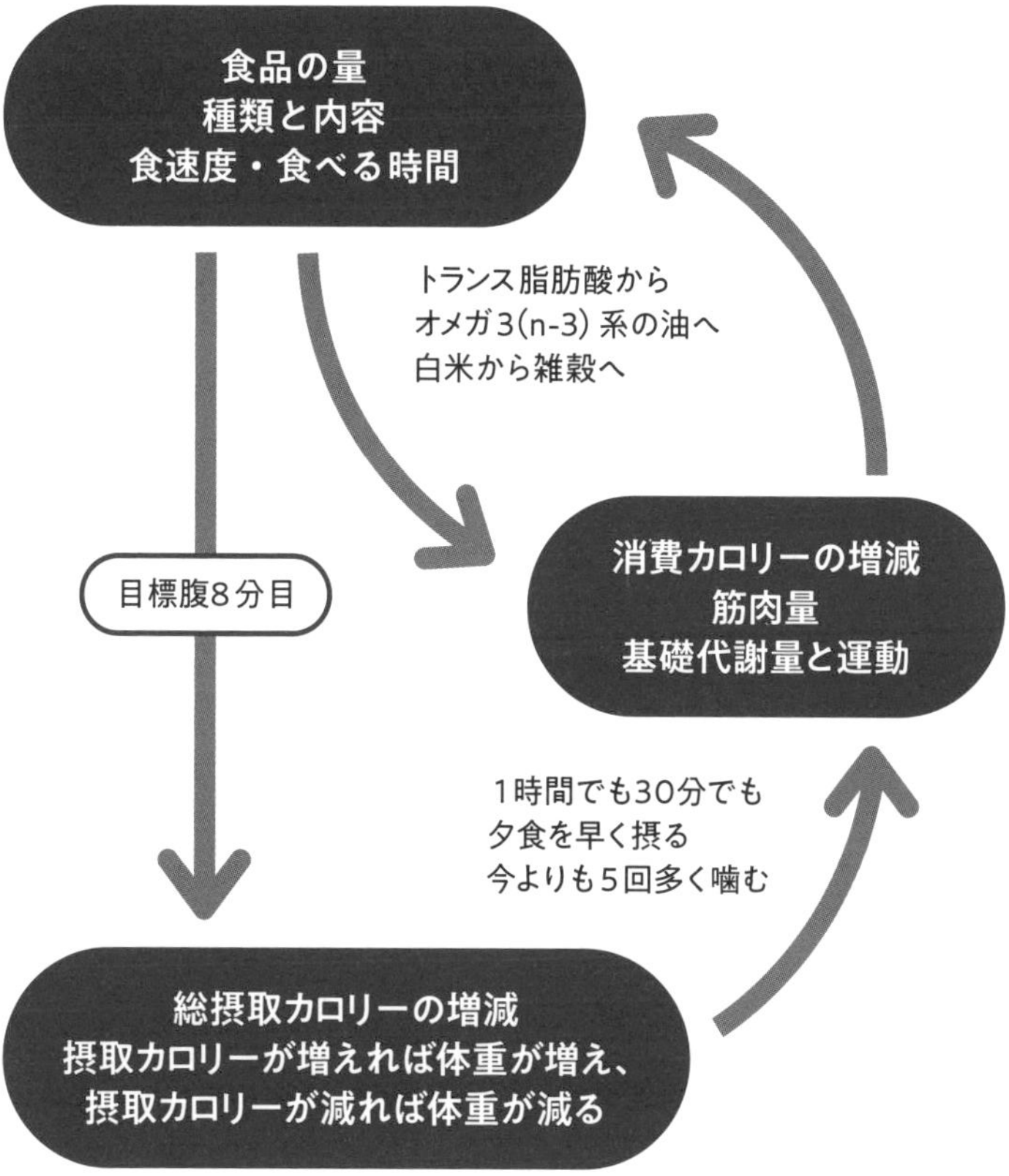

礎代謝も低下してしまいます。ますますカロリーオーバーとなって内臓脂肪が増加する悪循環に入ります。糖質偏重食で、過剰なブドウ糖が入ると中性脂肪（トリグリセリド）が増加し、中性脂肪が血管内皮を傷めて容積を小さくし血圧を上昇させます。これがいわゆるメタボの基本形であり、健康な人より速く老化します。

皮下脂肪はまだよいのですが、内臓脂肪は悪。リンゴ型体型の内臓脂肪型肥満は腹囲増加が特徴で、内臓脂肪から分泌される炎症性の悪玉サイトカインがインスリンの働きを悪くします。当然、血糖は悪化します。耐糖能異常、高血圧、脂質異常のうち2項目があるとメタボリック症候群です。

メタボを予防し改善するためには、食事や運動などを行い、生活習慣を変えることが大切です。これを実行するには、噛む機能の整備なくしては始まりません。咀嚼機能はメタボ脱出の必要十分条件です。

メタボリック症候群の診断基準

メタボリック症候群とは、内臓脂肪型肥満に脂質異常、高血糖、
高血圧などのリスクが集結し生活習慣病の基盤ができた状態のこと。

内臓脂肪型肥満

腹囲（へそまわり）
男性85cm以上、女性90cm以上
（腹部CT検査の内臓脂肪面積が100㎠以上に相当）

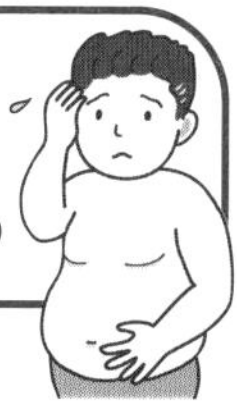

＋ 3つのうち2つ以上の異常

中性脂肪が高い・HDLが低い

中性脂肪：
150mg／dℓ以上
HDL*：40mg／dℓ未満
のいずれかまたは両方

↓

脂質異常症

血圧が高い

最高（収縮期）血圧：
130mmHg以上
最低（拡張期）血圧：
85mmHg以上
のいずれかまたは両方

↓

高血圧
（一歩手前の状態）

血糖値が高い

空腹時血糖値：
110mg／dℓ以上

↓

糖尿病
（一歩手前の状態）

↓

メタボリックシンドローム

＊HDL：高比重タンパク、血液中の余分なコレステロールを減らす物質

骨格筋が減少しサルコペニア、フレイルに

中高年になり、実際に噛みづらい状態になると、咀嚼力が必要な硬い食品である肉類、野菜類の摂取が不足し、タンパク質・ビタミン・ミネラルの低栄養に陥りやすくなります。

そのため、血中アルブミン値（アルブミンは血液中に含まれるタンパク質で、栄養状態の指標になる）が慢性的に低い状態（3・4g／dℓ以下）である、タンパク質低栄養のままで数年経過してしまうと、骨格筋量が減少したり骨塩量の低下が現れます。

75歳以上の成人272名の調査で、歯の喪失や合わない義歯など咀嚼にトラブルを抱えている人が骨格筋減少症（サルコペニア）と有意に関連していることが報告されています。

高齢者の筋肉量や筋力が低下した状態であるサルコペニアは、生活の質の低下、フレイル、余命短縮などを引き起こす要因といわれます。

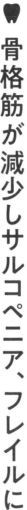

咀嚼機能低下からプレフレイルと糖尿病に

奥歯を失い噛む力が衰えていくと、糖質偏重食になって糖尿病になるとともに、噛み応えのある食材である肉や野菜を敬遠することになってタンパク質・ビタミン・ミネラル低栄養になり、フレイル・要介護状態に。

奥歯を失う　噛む機能が低下する（オーラルフレイル）

糖尿病重症化へのステップ

↓

軟らかい食品を好む（糖質偏重食）

↓

食後高血糖の状態に（血糖値　140mg/dℓ以上）

↓

耐糖能異常から糖尿病発症へ（HbA1c　6.5%以上）

↓

合併症の発症へ（神経障害・網膜症・腎症など）

要介護・フレイルへのステップ

↓

噛み応えのある食品を敬遠（タンパク質・ビタミン・ミネラル低栄養）

↓

筋力が衰え、ふらつく・つまずく（サルコペニア・ロコモティブシンドローム）

プレフレイル　この時点でケアが必要

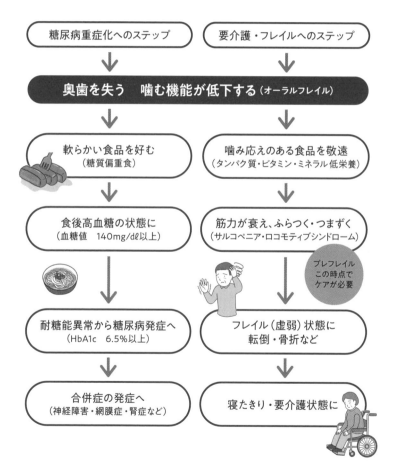

↓

フレイル（虚弱）状態に　転倒・骨折など

↓

寝たきり・要介護状態に

とりわけ50代から噛むことに支障があると、結果として体重ではなく体組成（筋肉、脂肪、骨など、体の構成比率）が標準値から確実に逸脱していきます。たかが噛む機能と思いきや、〝噛めない〟ことがBMIを増加させ、骨格筋量が減少し、内臓脂肪量が増加し、基礎代謝基準値が減少し、骨量が減少する事象と直結しているのです。

私たち歯科医師の使命は、義歯やインプラントを上手に施術するだけでなく、咀嚼機能が回復したら、その機能をプラスに生かした保健指導（食事、運動など）を実施して、最終目標である代謝・体組成の改善を行うことです。近年、歯科医療機関で管理栄養士・健康管理士など多職種が活躍する場面が増えています。

咀嚼機能低下から骨格筋減少症と糖尿病

口腔機能低下で、見た目はここまで変わります！

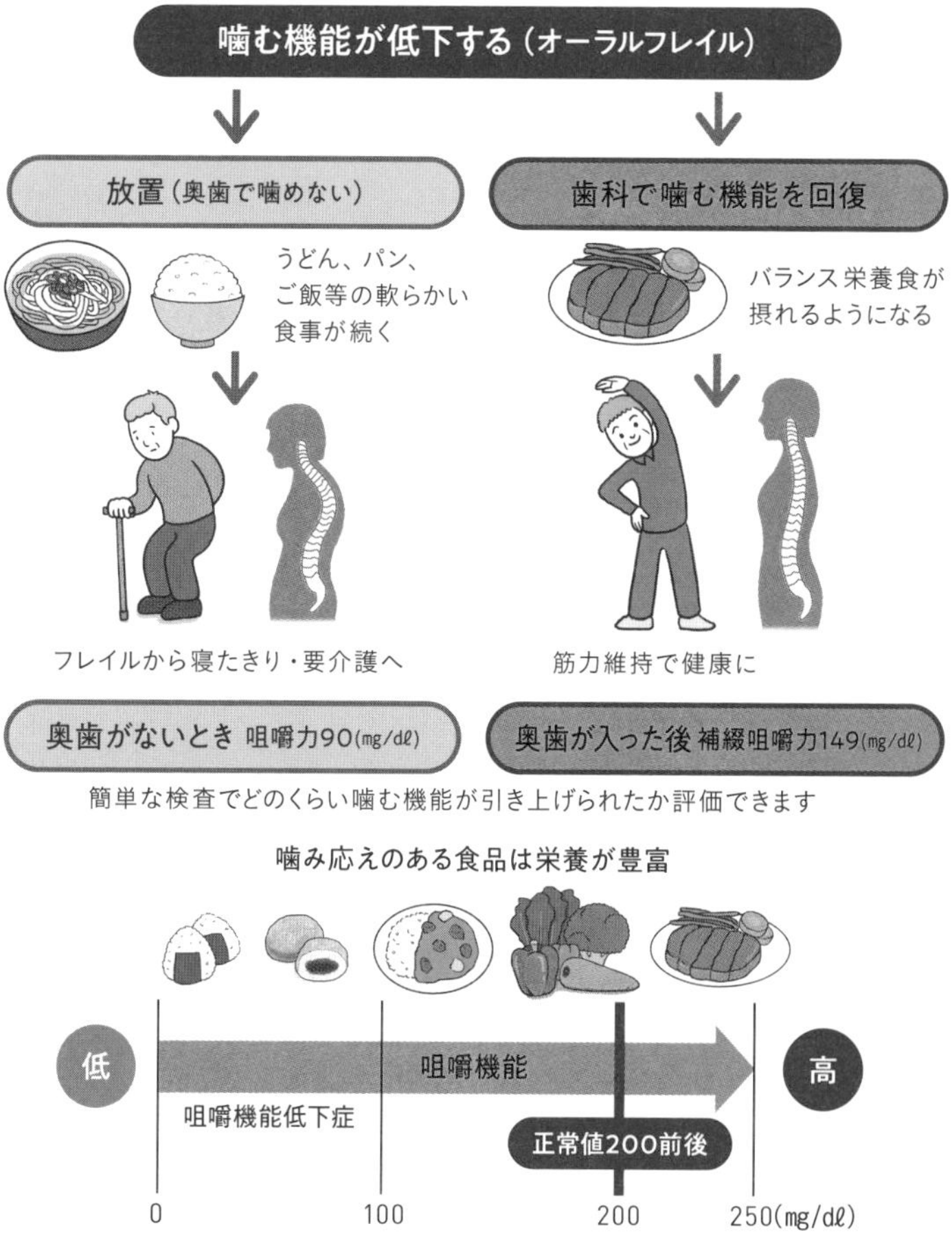

ものを噛むと脳を刺激し、活性化させる

「噛む」という動作が脳を刺激し、活性化させることは、多くの研究で確認されています。**食事のときに良く噛むことで、脳の広い領域の血流が増え、脳が刺激されていることがわかっています**。左上図のように、噛むという行為が、脳の認知機能と密接に関連する神経ネットワークの、特に海馬と前頭前野を活性化させるのです。

前頭前野は、記憶や学習などをコントロールしているところで、重要な役割を果たしています。

ガムを噛むことによって、脳の血流量がどのように変化するかを調べた研究によると、ガムを噛み始めてしばらくすると、しだいに前頭前野の血流量が増えることが判明しています。歯と骨をつなぐ歯根膜というショックアブソーバー的な働きをする膜の総面積は、一辺8・8㎝の正方形（名刺2枚分弱）の大きさで、その膜の浮き沈みによるポンプ効果で血流量が増すともいわれます。

ものをしっかり噛むと、脳が活性化される

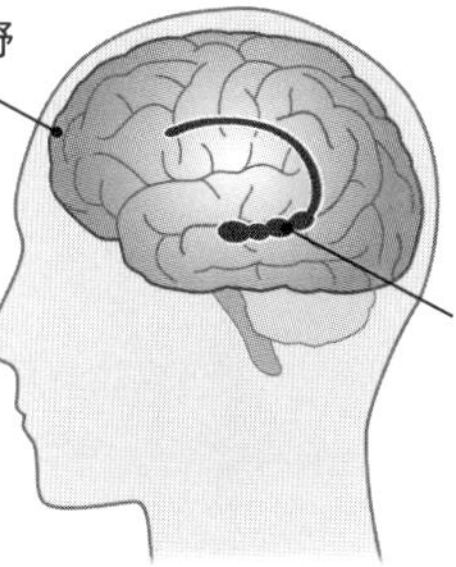

しっかりと意識して
噛むことで
前頭前野や海馬など
脳が活性化される

噛むごとに歯根膜のポンプ効果で脳の血流がアップ

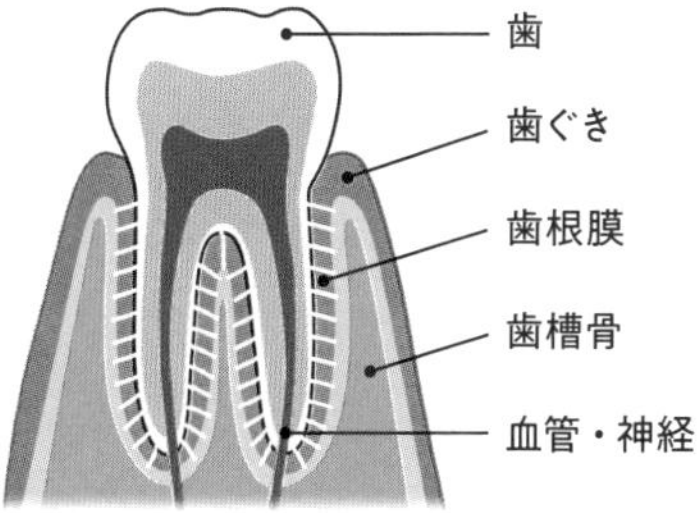

歯と骨をつなぐ歯根膜がショック
アブソーバー的な働きをする

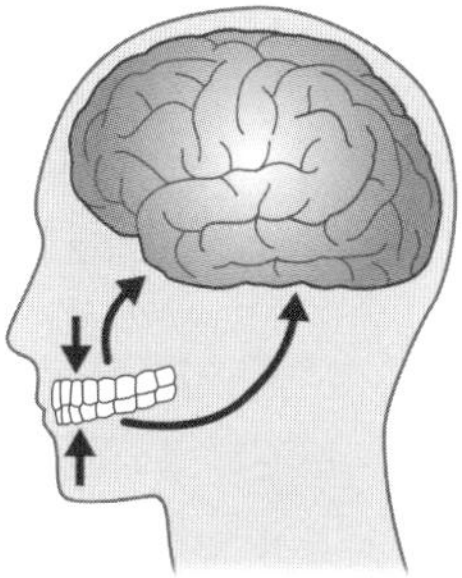

噛むことで、歯根膜の
ポンプ効果によって血
流量が増す

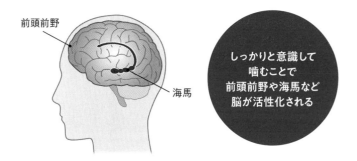

残っている歯が少ない人ほど認知症に

神奈川歯科大学が発表した研究報告によると、**歯がなく入れ歯も使っていない人は、歯が20本以上ある人に比べて、認知症を発症するリスクが1・9倍も高くなることがわかっています**。

「なんでも噛める」高齢者と「あまり噛めない」高齢者とを比べると、認知症の発症リスクには約1・5倍もの違いがあることが明らかになっています。また、アルツハイマー型認知症は、脳の一部が縮んでいくことにより、もの忘れなどが生じる病気ですが、残っている歯が少ない人ほど脳の萎縮が進み、発病しやすいことがわかっています。

噛むことによって歯根膜からの信号が入力され、学習能力に深く関わる伝達物質であるアセチルコリンを増やしますが、歯が少なく、よく噛めない人はアセチルコリンの量が減り、アルツハイマー型認知症を引き起こす原因になると考えられています。

さらに、2019年に歯周病菌の*P.g*菌が脳のタンパク質を破壊してアルツハイマー型認知症の原因になることが報告されました。このことは、歯のない人が、歯周病で歯を失うまでの期間に歯周病菌の攻撃を受けていたことも関係しています。

よく噛むと、脳が刺激を受けて脳細胞の神経を活性化させ、記憶、認知の領域を高めることにつながります。食事は20回強、噛む癖をつけると、過食も防止されます。

咀嚼機能の低い人は1.5倍も認知症になりやすい

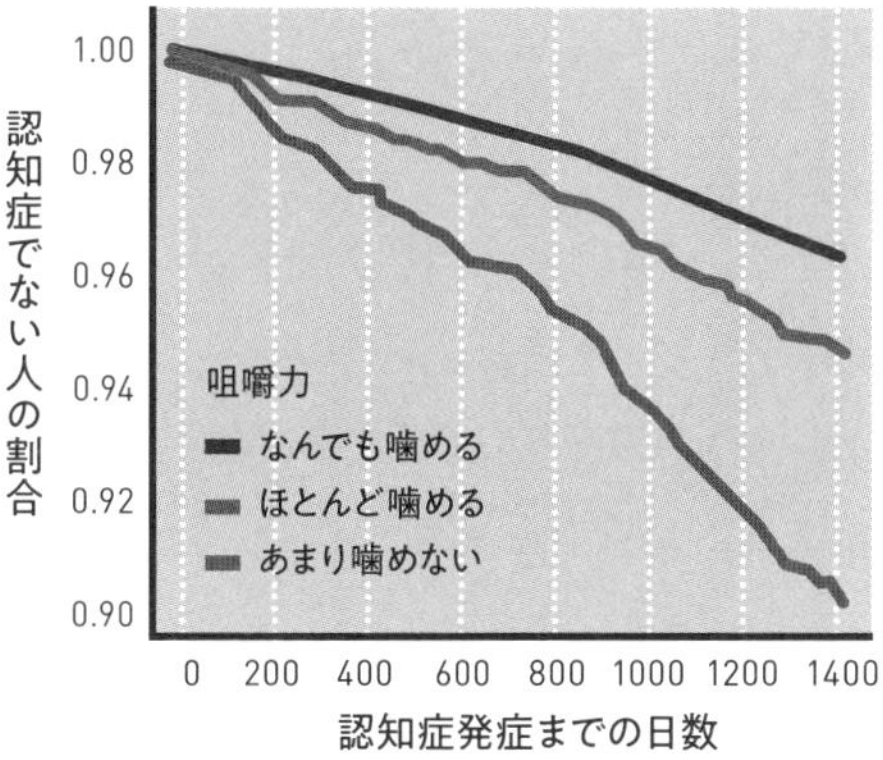

出典：平成22年厚生労働科学研究(神奈川歯科大学)

残存歯数が少ないほどアルツハイマー型認知症に

(平均年齢70歳後半、残存歯は平均本数)

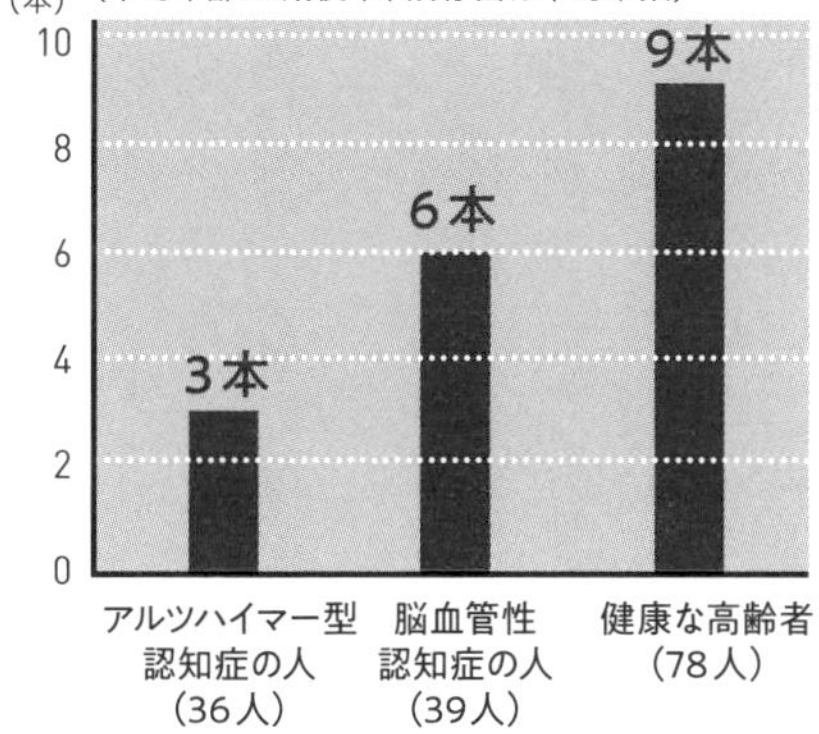

出典：口腔と全身の健康との関係Ⅱ
(名古屋大学医学部口腔外科研究調査)

噛めるようになると体はここまで復活する

著者の患者さんの中で、奥歯のない方の咀嚼機能（噛む力）を補綴治療する前後で調べました。

それによると、奥歯のない方は治療前の咀嚼値が低く、糖質偏重食傾向であり、肉や野菜などの硬い食品が食べづらい傾向でしたが、**入れ歯やインプラントで奥歯を補ったところ、咀嚼値が跳ね上がり、肉も野菜も食べられるようになり、栄養バランスが改善し、元気になりました**。奥歯の喪失は肥満、糖尿病、脳梗塞・心筋梗塞、体力低下（サルコペニア）、骨折・転倒・病気のもとですが、咀嚼機能が回復すると、摂取する栄養状態が変わり、筋肉量、骨量、基礎代謝が増加して、内臓脂肪量、血糖値、血圧などが下がるのです。このように補綴と生活習慣指導による身体の改善効果は、査読（評価・検証制度）のある論文でも確認されています。

PART

4

対策編／今日から始めよう❶

50歳から若さを保つ食事と生活習慣

食事

若々しさを保つ食べ方、老化を進める食べ方

食事だけで若々しさを保つのは無理がありますが、**体に必要な栄養を取り込むために注意すべきことがあります**。

食事の内容は、❶何を食べるか（食の種類）、❷食形態（普通の食べ方以外に、食べやすいように刻んだり、ミキサーにかけたり、ペースト状にする）、❸食事量、❹食べる速さ、❺食べる時間、❻調理方法（味付け、煮る、焼く、炒める、揚げる、生食）、❼食の温度、などで構成されます。

巷で健康に良いと紹介された食材だからといって、単一の食材を大量に、長期間摂取しても体への必要量をはるかに凌駕してしまい、健康増進効果はおろか、その食材の成分や使われた農薬など過剰量のマイナス効果が増幅されてしまうでしょう。

❶～❼について、それぞれ説明すると、

❶はバランスよく多品目でなるべく元の食材のままが理想です。

❷はよく噛んで唾液が出やすい食べ方にしましょう。対極はペースト状、流動食です。

❸は腹八分目に尽きます。特別な食事のときだけ満腹感を味わうようにしましょう。

❹は良く噛んで、少なくとも20回は噛みましょう。食事時間は、20分以上かけてください。

❺食事をとる時間が、その後の代謝を決めています。同じ食事であっても、朝食として食べるのと、夜10時以降に食べるのとでは代謝が大きく異なり、朝であれば糖質がエネルギーに変換されるのに対し、夜10時過ぎでは内臓脂肪に変わります。

❻食材の良さを体に取り入れる場合には、調理方法がとても大切です。例えば、牛肉をゆでて、しゃぶしゃぶでいただくのと、焼肉にしていただくのでは、健康上、ゆでるのが最も良く、高温調理は、糖化タンパク質AGEsが多く生成して老化をもたらします。特に焼肉やうなぎの蒲焼きは、甘いタレの糖分とお肉のタンパク質が、高温によりAGEsを多く作ってしまいます。

❼体に悪い熱い食事の温度は42℃以上です。アツアツご飯に指をさせば、火傷してし

まいます。こうした温度が、口腔粘膜、舌、食道に良いはずがありません。冷たい飲料なども消化管の酵素反応を阻害して消化不良と腸内細菌叢の乱れにつながります。

食事

噛めるように治療しても従来の食生活は×

奥歯のない人は、あまり噛まずに丸呑みできる食事をするという習慣が少なからずついており、ラーメン、うどんなどの麺類やカレーライスなどを食べてしまいがちです。

一日350gの野菜を食べるというのは、奥歯のない人にとって、かなり無理のある課題です。肉類も噛む能力を求められますから、減ってしまいがちです。

そこで、これではいけないと歯科で立派な義歯やインプラント治療を受け、噛む機能が十分回復したとします。しかしながら、これで健康になると思いきや、一年後には、すっかりメタボ体型に拍車がかかり、糖尿病寸前などという不可解な事実があることをご存じでしょうか。バランス栄養食や健康な食事を摂るには咀嚼機能が必須ですが、歯を入れて咀嚼機能だけ回復しても、元の丸呑み食習慣と糖質偏重食はそう簡単には変わりません。噛める歯で、ますます、ラーメンをすすり、ライスをおかわりしてしまいます。歯の治療と同時に、理想的な食習慣への食事指導が必要不可欠なのです。

歯科外来で、食育のスタッフが、患者さんに寄り添いながら食習慣を変えるように指導し、その成果を体組成計で確認しながら支援していくことが大切です。

補綴治療と保健指導の効用

補綴治療で咀嚼機能が回復しても、従来の食習慣を変えないと、
高カロリー低栄養食を補綴した歯でますます摂取してしまい、
脂質異常・血糖値・体組成・BMIなどが悪化。
補綴治療と同時に保健指導が重要です。

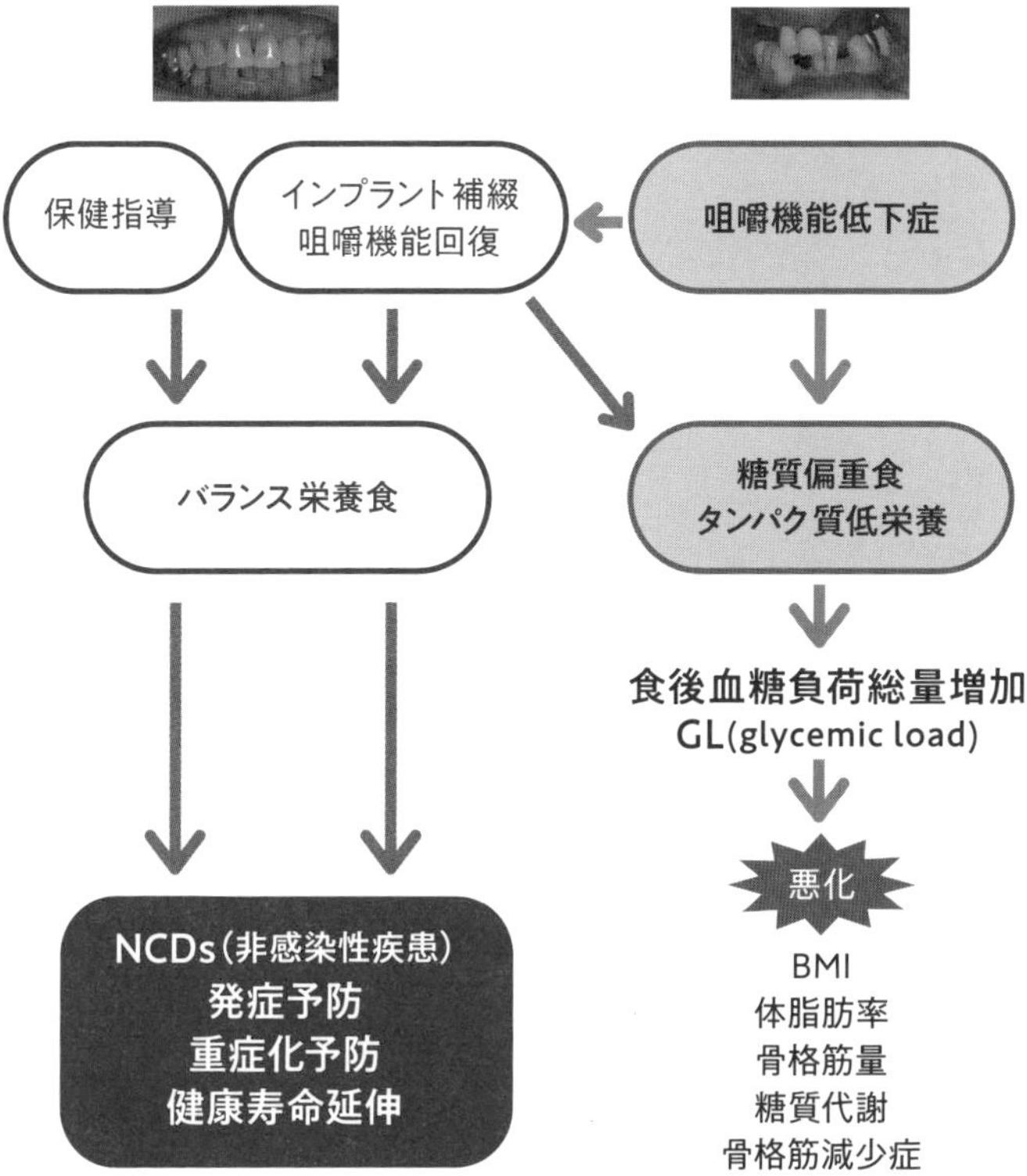

食事

口を汚す食事、キレイにする食事

あなたの口の中がきれいかどうかは、口の中（口腔内）の病原性の高い細菌（高病原性細菌）が増殖しているかどうかによって決まります。高病原性細菌が増えるのは、あなたの食生活に原因があります。

歯の隙間にくまなく細菌が入り込み、細菌がすぐに利用できる栄養リッチな食品が口の中にあり（高栄養状態）、唾液が十分に分泌されない食事を続け、噛まないで飲み込める軟らかい食べ物を摂っていると、善玉菌が駆逐され、腐敗菌や病原性の高い細菌が増えてしまいます。口の中の環境に影響をもたらす食品は以下の通りです。

〈よい食品〉口腔内を不潔にせず、口腔が食べ物で清掃される繊維性食品や、咀嚼を必要とする食品……ブロック肉、キノコ、りんご、ナッツ、生野菜、雑穀類　、全粒粉穀類、きんぴらごぼう、根菜類の煮物、牛ステーキ、スティックサラダなど。
〈悪い食品①〉歯の表面に強く付いて唾液の浸透を妨げる食品……キャラメル、菓子パン類、ドーナッツ、ビスケット、スナック菓子、ポテトチップス、せんべい、粉類。
〈悪い食品②〉原形をとどめず、単糖類・アミノ酸・脂肪酸にまで分解され、ただちにバイオフィルム細菌が利用できる食品……レバーペースト、ジャム、クッキー、カニクリームコロッケ、揚げ物、マヨネーズなど。
〈悪い食品③〉細菌への栄養供給を増やす……液状高カロリー栄養飲料食など。

食事の量を抑えることも重要です。食べ物を一度に大量に口に運ばず、少しずつ口に入れ、よく噛むことによって唾液が十分に分泌され、口の中の環境を整えてくれます。30代なら腹八分目、40代以降なら腹七分目を心がけましょう。バランスのとれた食事を早食いをせず、30分くらいかけて食べるようにします。

口腔環境を不潔にしないためにも間食は避けます。また、脂肪細胞に脂肪をため込むタンパク質（BMAL1）の発生を抑えるためにも、夕食は午後8時ごろまでに済ませます。生体防御力や骨質の改善には良質なタンパク質、ビタミンB_6・B_{12}・C、葉酸、マグネシウム、カルシウムなどの栄養素が必要です。

食事・糖質

GI値60以下の糖質を食卓に

私たちが元気に活動するための主なエネルギー源が糖質です。近年は炭水化物（糖質と食物繊維）と甘い味のする糖類を区別せず、包括的に糖質と呼んでいますが、ここでは、あえて炭水化物と糖類を分けて解説します。

パンやご飯、麺類などの炭水化物を摂取すると最後はブドウ糖に分解され、小腸から血液中に入り全身へと運ばれ、利用されます。食べすぎると血糖値が急上昇し、肥満や糖尿病、動脈硬化を引き起こします。炭水化物は摂取する量が重要ですが、その質もとりわけ大切です。

一口に炭水化物といっても、分解と吸収が速い血糖急上昇型か、分解と吸収が遅い長時間穏やか型かによってランキングされます。これは血糖指数（グリセミック・インデックス値：ＧＩ値）といって、ある炭水化物が食後2時間にどの程度血糖を上昇させるかのランキングで、上昇率の最も高いブドウ糖を１００としたときの、それぞれの炭水化物の上昇率を示しています。**なるべくＧＩ値60以下の炭水化物食品を使った料理を食卓にあげるようにしましょう**。

主な炭水化物のGI値一覧(100gあたり)
(60以下の炭水化物を摂ろう)

GI値一覧はブドウ糖50gの摂取後2時間の血糖上昇の大きさを100とし、各炭水化物50gの摂取後2時間の血糖上昇の大きさの割合をランキングしたもの。60以上を悪玉糖質、以下を善玉糖質ともいいます。

高GI食品	GI値	低GI値食品	GI値
穀類・パン			
あんぱん	94	ライ麦パン	57
フランスパン	93	おかゆ白米	56
食パン	91	玄米	55
バターロール	83	雑穀米	54
ナン	81	黒米	49
もち米	80	小麦全粒粉パン	49
赤飯	77	はと麦	47
ベーグル	75	おかゆ玄米	46
野菜・いも類			
じゃがいも	90	さつまいも	54
にんじん	80	グリンピース	45
やまいも	74	ごぼう	44
切干大根	73	トマト	30
とうもろこし	70	大豆	30
かぼちゃ	65	大根	25
さといも	63	たけのこ	25
麺類・シリアル類			
ビーフン	87	日本そば	54
うどん	85	パスタ(全粒粉)	50
コーンフレーク	75	オールブラン	45
ラーメン	72	オートミール	44

高GI食品	GI値	低GI値食品	GI値
果物・果物の缶詰・ドライフルーツ			
すいか	80	キウイ	54
パイナップル	65	巨峰	50
		マンゴー	48
		マスカット	47
		メロン	40
		もも	40
		りんご	39
お菓子・飲料			
キャンディ	106	スイートポテト	54
どら焼き	94	プリン	52
チョコレート	90	ココア	46
せんべい	82	ゼリー	46
大福	85	オレンジジュース	41
ドーナツ	88	スポーツドリンク	41
ポップコーン	87	焼酎サワー	37
フライドポテト	86	日本酒	34
ショートケーキ	76	ビール	33
ホットケーキ	85	ワイン	31
クッキー	79	焼酎	29
カステラ	68	無糖コーヒー	16
アイスクリーム	64		

プロテインスコアの高い食品を摂ろう

タンパク質は筋肉や血管、骨、歯周組織をつくる材料で、脳の活性化や白血球の増殖、免疫機能アップにも必要な栄養素であり、体そのものを形成します。

タンパク質は20種類のアミノ酸の組み合わせで構成され、このうちの9種類は体内でつくることができないため、必須アミノ酸（バリン、ロイシン、イソロイシン、メチオニン、フェニルアラニン、トリプトファン、ヒスチジン、スレオニン、リジンの9種類）と呼ばれ、食事で摂る必要があります。食品中のタンパク質の優劣を示す指標に「プロテインスコア」があります。タンパク質が体内でどれだけ同化（体に取り込まれて体の一部になること）されやすいかを示す基準で、トップの卵が100であるのに対し、サケは66、豆腐は51です。

この必須アミノ酸の中で筋肉を構成するタンパク質はBCAA（バリン、ロイシン、イソロイシン）と呼ばれ、筋肉の維持増強に必要です。そのため、〝大豆からしか摂らない〟などと偏らずプロテインスコアの高い食品を積極的に用いることが大切です。

タンパク質必要量とプロテインスコア

食品名	プロテインスコア	100g中の含量(g)	純タンパク質10g摂取に必要な食品の量
卵	100	12.7	79
しじみ	100	5.6	179
サンマ	96	20	52
豚肉	90	13.4	83
アジ	89	20	56
鶏肉	87	21	55
イカ	86	17	68
ロースハム	84	18.6	64
チーズ	83	25.2	48
牛肉	80	19.3	65
牛乳	74	2.9	466
エビ	73	16	86
カニ	72	20	69
すじこ	66	25	61
サケ	66	20	58
大豆	56	34.3	52
納豆	55	16.5	110
ソラマメ	55	7	260
豆腐	51	6	327
みそ	44	12.5	162

最低限必要なタンパク質量(g)＝適正体重(kg)×1.0
(例)適正体重50kgの場合は、1日に最低50gのタンパク質を摂る必要があります。
魚1切れ(約70g)＋肉1切れ(約70g)＋卵1個＋
大豆・大豆製品60g(納豆1パックまたは豆腐1/5丁)＋牛乳・乳製品200g

食事・脂質

いい脂質を摂り、危険な脂質を避けよう

私たちが摂取する脂肪は、飽和脂肪酸と不飽和脂肪酸に大別され、不飽和脂肪酸は単価（一価）不飽和脂肪酸と多価不飽和脂肪酸、多価不飽和脂肪酸はn-3系（オメガ3系）とn-6系（オメガ6系）に分類されます。

血糖値が高い人が糖質以外からカロリーを摂取する場合には、体に良い脂肪酸をタンパク質とともに積極的に摂取するようにしましょう。歯周病などの慢性炎症や菌血症によって血管内皮炎を起こしている場合に、トランス脂肪酸などの悪玉脂質を常態的に摂取していると、相乗的に脳卒中や心筋梗塞など血管系の病気を起こす危険が高まります。血管にゴミを入れないためにお口を清潔に保ち、良い油を摂り、悪い油を排除する習慣を身につけることが大切です。

●**飽和脂肪酸**……牛肉や豚肉などの脂肪やバター、チーズ、牛乳などに多く含まれて

脂質の種類——良い脂質と悪い脂質

食品から摂る脂肪は大別すると飽和脂肪酸と不飽和脂肪酸の2つがあります。

飽和脂肪酸
二重結合がないもの

バター、ラード、全乳、チーズなどの動物性脂肪、チョコレート、ココナッツオイルなど

不飽和脂肪酸
二重結合があるもの

積極的に摂りたい油

多価　**n-3系脂肪酸**

DHA・EPAなど青魚油、エゴマ（シソ）油・アマニ油などのα－リノレン酸（加熱してはいけない）。悪玉コレステロールを減らす

摂りすぎに注意したい油

多価　**n-6系脂肪酸**

コーン油、紅花油、ごま油などのリノール酸、アラキドン酸

単価　**n-9系脂肪酸**

オリーブ油などのオレイン酸。酸化されにくい特徴。悪玉コレステロールを減らす

超悪玉・摂ってはいけない油

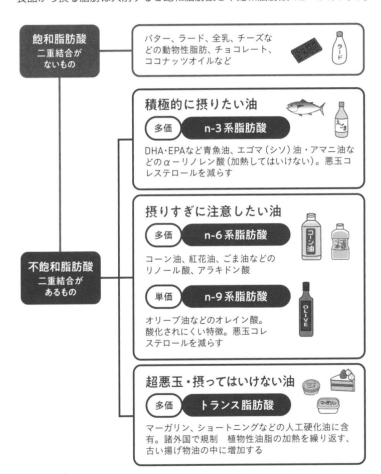

多価　**トランス脂肪酸**

マーガリン、ショートニングなどの人工硬化油に含有。諸外国で規制　植物性油脂の加熱を繰り返す、古い揚げ物油の中に増加する

いて、摂りすぎると動脈硬化を進める重要な原因となります。

●n-3系（オメガ3系）多価不飽和脂肪酸……LDLコレステロールを血管壁から回収し肝臓に戻す働きがあり、積極的に摂取すべき油。加熱は不向き。DHA／EPAなど特に青魚に多く含まれる油で、動脈硬化や血栓の予防に効果があるほか、認知症予防作用もある。魚の油以外では、えごま油、アマニ油、しそ油などに多く含まれる。

●n-6系（オメガ6系）多価不飽和脂肪酸……コーン油、紅花油、ゴマ油などに含まれる。脂肪細胞に取り込まれやすく肥満の原因になるため、摂りすぎに注意。

●n-9系単価脂肪酸……酸化されにくいので加熱調理にも推奨される。オレイン酸ともいわれ、オリーブ油に豊富。心臓病予防に効果のある油で、カロリーが過剰にならない範囲で摂る分にはいい油。

●トランス脂肪酸……マーガリン、ショートニングなどに含まれる、油脂を精製・加工する際にできる脂肪酸。善玉（HDL）コレステロールを減らし、悪玉（LDL）コレステロールを増やすため、心臓疾患などのリスクが高まる。

トランス脂肪酸が多く、避けたい食品

マーガリン、ファットスプレッド

油脂80%未満のマーガリン

ショートニング

（植物油を原料とした、常温でクリーム状の食用油）
などの硬化油脂

ショートニングが多く含まれるお菓子や加工食品

クッキー、クラッカー、パン、ケーキ、
コーヒーに入れるクリーム、アイスクリーム、チョコレート、
レトルトカレーなど

卵を使用していないマヨネーズ

トランス脂肪酸の多い植物油を使用した揚げ物

高温で油脂を抽出・精製した植物性油脂

市販の大豆油、コーン油、米油、ナタネ油、綿実油など

高温の植物性油脂を使って調理した食品・植物性油脂を高温で加工した食品

揚げ物・フライ類、油で揚げたスナック類、
揚げせんべい、冷凍食品

食事・野菜

1日350gの野菜を摂るには

「健康日本21」の健康づくりの努力目標に、『1日350gの野菜、そのうち120gの緑黄色野菜を摂取しよう』というものがあります。とりわけ緑黄色野菜は強い抗酸化力があり、この努力目標は実行が容易なわりに、実の大きな健康行動といえます。

野菜類は、ご飯、麺類などに比べ、日ごろから料理を作らない人にとっては作り方が難しいものです。ご飯が食べやすいのは、炊飯器を使い同じように作ればいいからですが、野菜はそれぞれの料理にバラエティーがあり、作り方に違いがあるため、料理をしない人にとってはハードルが高いのです。そのため、ルーティン化された調理法のラインナップを2~3個持つと便利です。

緑黄色野菜とは、可食部100g中にカロテンを600マイクログラム以上含む野菜と定義されています。表面の色が濃いかどうかではなく、切った断面が濃い野菜が

1日に推奨される野菜の摂取量

緑黄色野菜 120g

にんじん	40g	(約1/4本)
ミニトマト	30g	(小さめのもので約3個)
小松菜	30g	(約0.5株)
オクラ	20g	(約2本)

淡色野菜 230g

キュウリ	45g	(約1/2本)
なす	45g	(約1/2本)
レタス	40g	(外側の葉を約1枚)
ゴボウ	40g	(約1/6本)
長ネギ	30g	(約1/4本)
ゴボウ	30g	(約15粒)

野菜350gとは
どれくらい?

手を使って考える1食分(120gの場合)

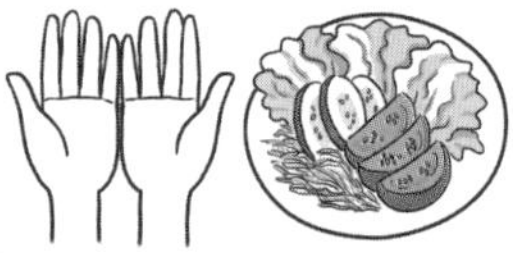

生のものなら
両手いっぱい

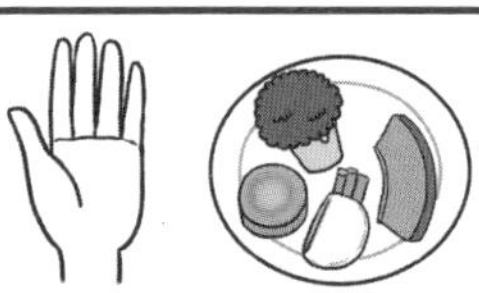

加熱したものなら
片手にのる量

緑黄色野菜です。

1日350gの野菜量と、1日120gの緑黄色野菜量、そして一食あたりの分量を前ページに示しました。

野菜の量のイメージができたところで、〝調理のルーティン化〟のために、調理法、献立の一例を左ページに紹介します。煮る(蒸す)、焼く(レンジも)、炒める、生食をお試しください。野菜を食べる準備として、野菜を噛みづらい人は今すぐ歯科で診察を受け、野菜をたくさん食べられるようにしましょう。

緑黄色野菜と淡色野菜一覧

緑黄色野菜

・オクラ・にんじん・かぼちゃ・小松菜・パプリカ（赤いもの）
・アスパラ・さやいんげん・サニー レタス・さやえんどう
・水菜・ほうれんそう・トマト・ピーマン・大根やかぶの葉
この中で、ピーマン、アスパラ、トマトなどは可食部100gあたりのカロテン量は基準以下ですが、食べる頻度と量が多いために緑黄色野菜に分類されます。

淡色野菜

・ナス・きゅうり・レタス・ネギ・トウモロコシ・ズッキーニ
・グリンピース・大根・白菜・キャベツ・かぶ

野菜の各種調理法と献立

緑黄色野菜は油炒めが手軽。炒め物は、含有されるカロテンが脂溶性なので吸収率が良く栄養が摂れます。

調理方法	献立
煮る（蒸す）	味噌汁、豚汁、ポトフ、コンソメスープ、シチュー、クリーム煮、クラムチャウダー、中華スープ、スープカレー、ロールキャベツ、トマト煮、ラタトゥイユ、肉じゃが、温野菜
焼く	焼き野菜、ホイル焼き、お好み焼き、チーズ焼き、野菜餃子
炒める	肉野菜炒め、味噌炒め、バター炒め、卵炒め、オイスターソース炒め、カレー炒め、チャンプルー、きんぴら
生食	生野菜サラダ、ポテトサラダ、野菜スティック、スムージー、コールスローサラダ、マリネ、甘酢和え、浅漬け、南蛮漬け

出典：緑黄色野菜｜e-ヘルスネット（厚生労働省）

食事・コラーゲン

歯周組織・肌・骨の再生に必要なコラーゲン

コラーゲンは皮膚や骨、血管などに含まれる線維性のタンパク質で、組織と組織を結びつけて、肌のハリや血管などの弾力をつくり出す働きがあります。体内のタンパク質の30%がコラーゲンで、歯周組織は、ほとんどコラーゲンタンパク質でできています。**歯の根の周りを覆い、噛むときに歯にかかる力を吸収・緩和しクッションの働きをしている歯根膜に、弾力性のあるコラーゲン繊維が多く含まれています。**骨の組織もコラーゲン繊維の束が枠組みをつくり、そこにミネラルが沈着してできあがっています。

老化によりコラーゲンタンパク質の生合成が低下したり、高血糖などで、糖化(劣化)されると、骨の弾力性が著しく失われ、骨折したり関節痛が生じたり、歯周病が急に進行したりします。コラーゲンは牛すじ、鳥の手羽先、豚足などの食品に多く含まれていますが、食べたコラーゲンは、いったんバラバラに分解されアミノ酸になるので直接自分の歯肉や肌のコラーゲンにはなりません。歯周病や、肌のハリ、関節に不安がある場合は、コラーゲン含有食品にこだわらず良質なタンパク質を摂取しましょう。

材料である十分なタンパク質を摂取した上で、コラーゲン生合成の担い手（合成反応の触媒）であるビタミンC・B_6・B_{12}、葉酸を含む食事、またはサプリメントを同時に摂りましょう。

コラーゲンは体内にこれだけ含まれている

体の構成成分とコラーゲンタンパク質の割合は以下のようになっています。

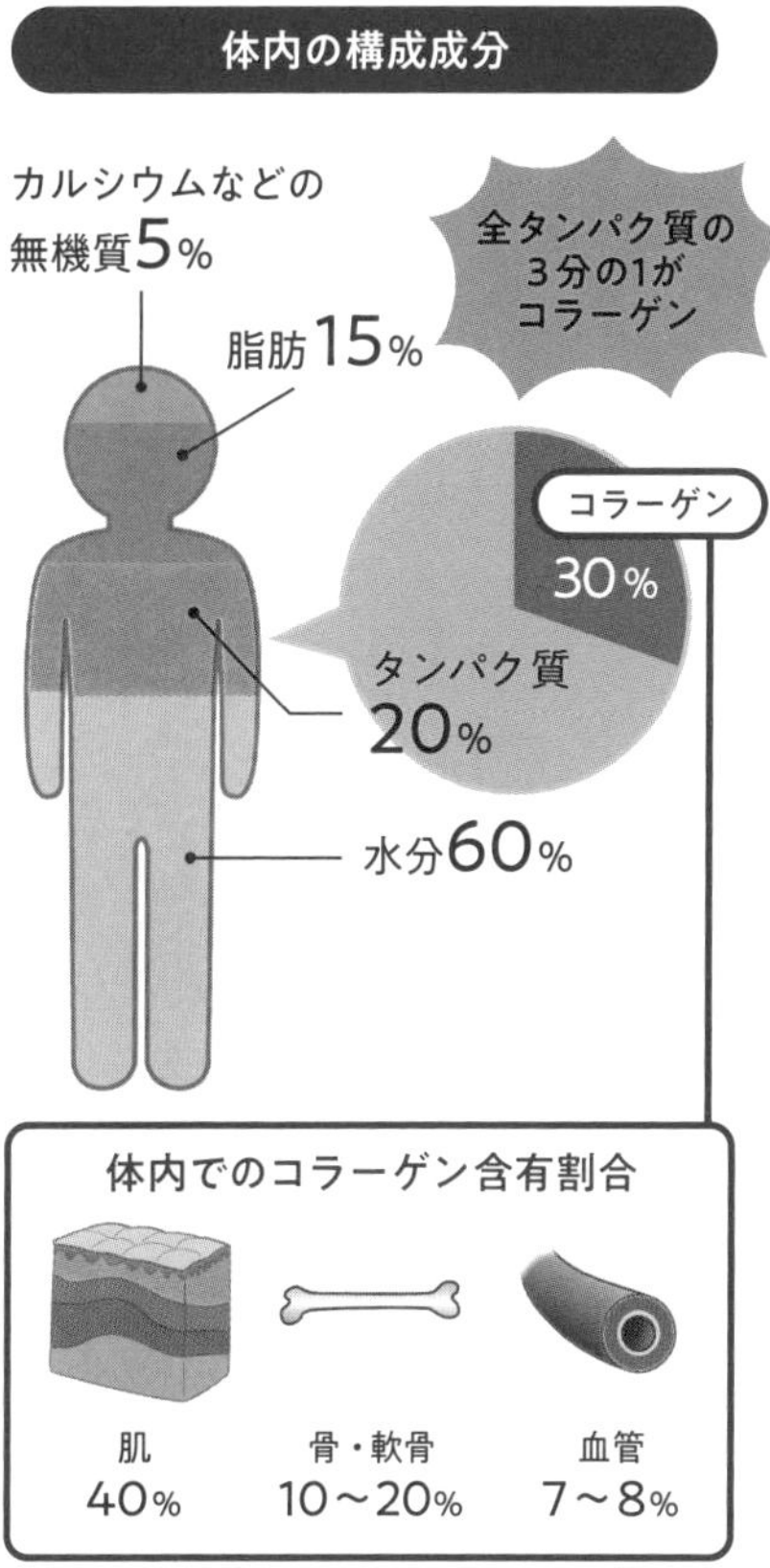

生活習慣

「健康日本21」に基づき、取り組むべきこと

国民の健康増進を目的として国が取り組んでいる「健康日本21」。特に、生活習慣の変化や急速な高齢化によるがんや心疾患、脳血管疾患、糖尿病などの生活習慣病とその改善について目標を設定し、国民全体が主体的に取り組むことが目的です。

生活習慣病は、「食習慣、運動習慣、休養、喫煙、飲酒、**歯の健康**」が共通のリスク因子となって発症・進行に関わる病気とされています。共通リスク因子は次の6つです。❶栄養（食習慣）、❷運動（運動習慣）、❸休養（睡眠・休息・心の健康）、❹タバコ（喫煙）、❺アルコール（飲酒）、❻歯の健康（う蝕・歯周病・口腔機能）。

歯の健康は、単一臓器で唯一、健康日本21の6つの柱の一つになっています。

「歯の健康管理」の目標の一つとして、80歳で歯を20本以上持っている人の割合を増やす８０２０運動が平成元年（１９８９年）に開始されました。当初は10％以下でし

たが、平成28年歯科疾患実態調査では51%（75～84歳）まで向上しています。

今後は歯のみならず、口腔機能の向上に目標が推移していくものと思われます。

健康日本21の生活習慣病の共通リスク因子の評価

歯・口腔の健康は、生活習慣病を引き起こす原因となるため、歯の健康管理を行うことは生活習慣病予防に効果的といえます。

生活習慣および社会環境の改善に関する目標

	栄養・食生活
改善している	●食品中の食塩や脂肪の低減に取り組む食品企業および飲食店の登録数の増加 ●利用者に応じた食事の計画、調理および栄養の評価、改善を実施している特定給食施設の割合の増加
変わらない	●適正体重を維持している者の増加 ●適切な量と質の食事をとる者の増加　●共食の増加
	身体活動・運動
改善している	●住民が運動しやすいまちづくり・環境整備に取り組む自治体数の増加
変わらない	●日常生活における歩数の増加　●運動習慣者の割合の増加
	休養
改善している	●週労働時間60時間以上の雇用者の割合の減少
変わらない	●睡眠による休養を十分にとれていない者の割合の減少
	飲酒
改善している	●未成年者の飲酒をなくす　●妊娠中の飲酒をなくす
変わらない	●生活習慣病のリスクを高める量を飲酒する者の割合の減少
	喫煙
改善している	●成人の喫煙率の減少　●未成年の喫煙をなくす ●妊娠中の喫煙をなくす ●受動喫煙の機会を有する者の割合の減少
	歯・口腔の健康
改善している	●歯の喪失防止　●乳幼児・学童期のう蝕のない者の増加 ●過去1年間に歯科検診を受診した者の割合の増加
変わらない	●口腔機能の維持・向上
悪化している	●歯周病を有する者の割合の減少

出典：厚生労働省第12回健康日本21（第二次）推進専門委員会提出資料を一部改変

生活習慣・運動

筋肉増加によるアンチエイジング効果

筋肉の量は20歳代がピークで、50歳を過ぎるころからどんどん減っていきます。筋肉は、体を支え、動かし、エネルギーを貯蔵する働きがあり、体の重量の40～50％を占める重要な器官です。

筋肉の量が多いほど長生きできることもわかっており、75～84歳の高齢者の歩く速さと10年後の生存率を調べた研究で、**歩くのが速い人、つまり筋肉量が多い人ほど長生きできることが判明**しています。筋肉が減ることによって運動機能が低下し転倒などの危険が高まるだけでなく、免疫機能低下や血糖値の上昇などにつながり、病気にかかりやすくなるのです。また、筋トレなどの強度の筋肉収縮を行うと、3日間に渡り筋肉の修復・増強現象が続き、血中のブドウ糖を吸収し、血糖値の改善になるほか、筋肉から〝若返りホルモン〟といわれるマイトカインというホルモンが分泌され、血液やリンパ管に乗って全身に運ばれます。筋トレは2日ないし3日空けて行いましょう。
筋肉は左図のようなさまざまな効果を発揮し、老化を防いでくれます。

何もしなければ筋肉量は下り坂状況に

何もしないと筋肉量が減り（下図）、
歩行速度の速い人の方が長生きできます（上図）。

高齢者の10年の生存率（75~84歳）

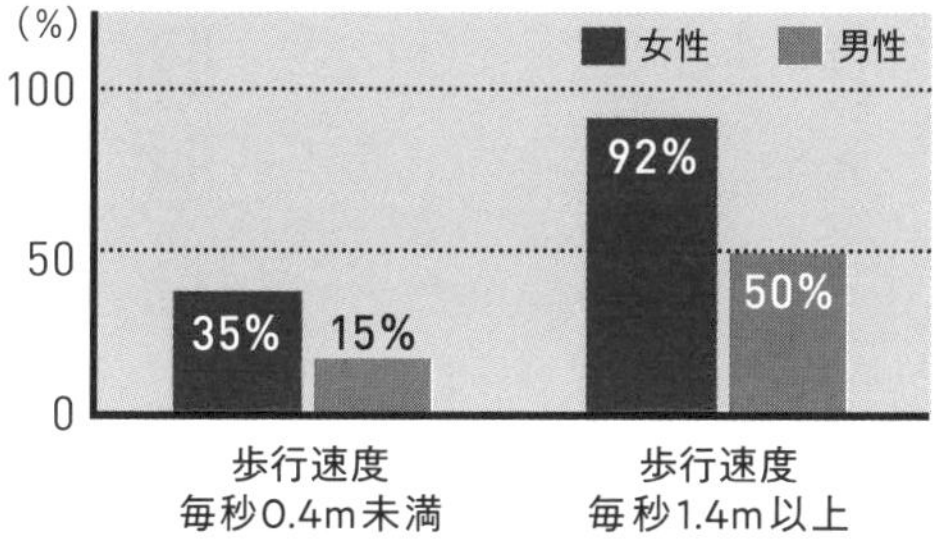

JAMA.2011;305 (1) : 50-58.

筋肉量の変化率

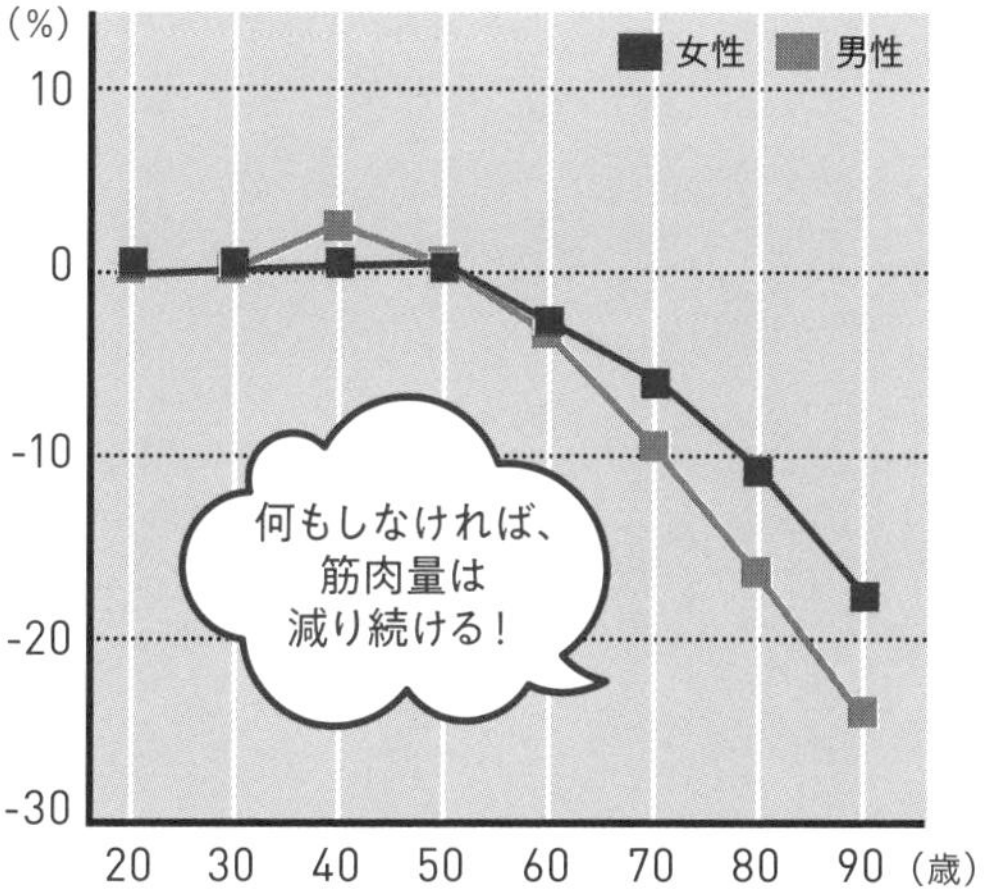

出典：谷本芳美、渡辺美鈴、河野令、広田千賀、高崎恭輔、河野公一「日本人筋肉量の加齢による特徴」日本老年医学2010;(47)52-57　より改変

生活習慣・休養（睡眠）

質のよい睡眠をとろう

私たちは、ある時間になると自然と眠くなり、ある時間になると自然に目が覚めます。人が生まれながらにしてもっている身体リズムは「体内時計」と呼ばれ、そのなかで24時間周期のものは「サーカディアンリズム」、日本語で「概日リズム」（おおよそ1日のリズム）と呼ばれます。サーカディアンリズムが乱れると、睡眠のリズムに障害が出ます。睡眠障害を防ぐためには、朝日を浴びて体内時計をリセットすることが大切です。

睡眠のゴールデンタイムは夜10時から午前2時といわれますが、それは、その時間帯に成長ホルモンhGHの分泌がピークを迎えるから。成長ホルモンhGHは、骨の強化、筋肉量の増加、脂肪量の減少、肌の若返り、髪の毛の再生、視力・聴力の回復、睡眠の質の向上、性的能力の改善、免疫力の向上、血圧の低下、善玉コレステロール値（HDL）の上昇と悪玉コレステロール値（LDL）の低下、記憶力の向上など、さまざまな作用をもたらします。
リラックスし、質のよい睡眠をとるようにしましょう。

睡眠時の成長ホルモンの作用

睡眠時に分泌される成長ホルモンには、
健康にとって有益なさまざまな働きがあります。

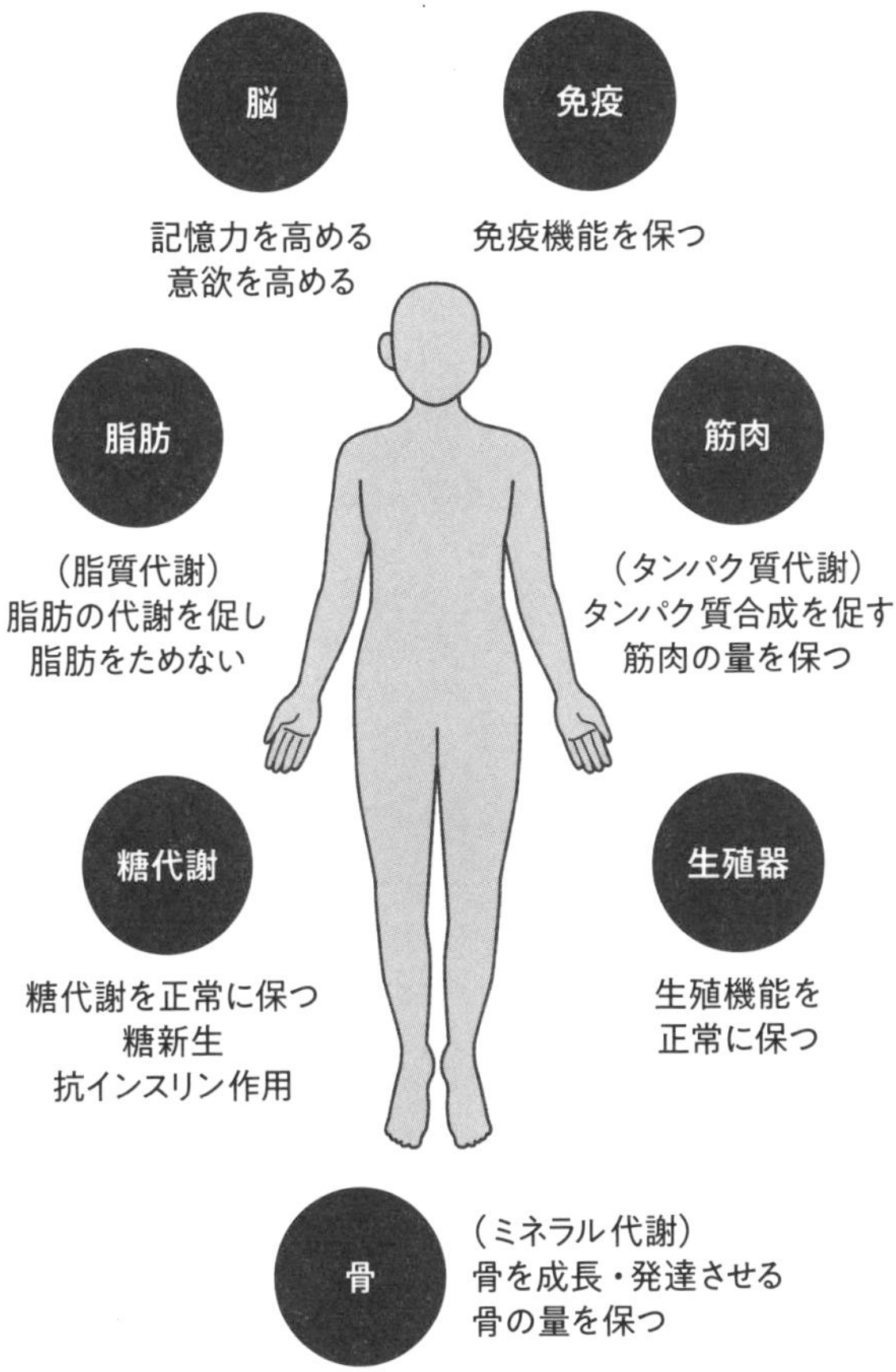

命に関わる睡眠時無呼吸症候群

睡眠時無呼吸症候群（SAS《サス》 Sleep Apnea Syndrome）は、命に関わる重大な睡眠障害です。

睡眠時無呼吸症候群とは、10秒以上の呼吸停止の状態が、一晩の睡眠7時間中に30回以上ある場合と、一時間あたり5回以上ある場合をいいます。睡眠一時間あたりの呼吸停止の合計回数をAHI（Apnea Hypopnea Index 無呼吸低呼吸指数）と呼び、重症度の指標になります。

ここでは、上気道が狭くなり閉塞が起きる閉塞性睡眠時無呼吸（OSA）タイプについて説明します。上気道が狭くなる原因には、肥満による頸部の脂肪増加や喉、舌根部のタルミ、扁桃肥大の状態などがあり、上を向いて寝ることで上気道が閉塞します。睡眠中にたるんだ軟組織が振動してイビキを引き起こし、しばしば閉塞して無呼吸となり低酸素状態に陥ります。

低酸素状態は危険な状態であるため、脳が覚醒して睡眠から目覚めます。睡眠時無呼吸症候群（SAS）の人は、度重なる上気道閉塞で一晩に何度も目覚め、睡眠が浅いノンレム睡眠を繰り返し、深いレム睡眠に入ることができません。これでは睡眠時間をいくら長くしても、レム睡眠に入ろうとすると、誰かに起こされ続けるようなものので、十分な睡眠を得られません。睡眠の質が悪く、日中の眠気と重度の倦怠感をもたらします。睡眠時無呼吸症候群が命に関わる大病や重大事故の原因になることが知られています。

また、低酸素状態で苦しくなって覚醒するときに、強度の食い縛りや歯ぎしりが起こります。睡眠時無呼吸症候群（SAS）の人は、歯がすり減っていたり、歯の根が割れてしまう人もいます。

このような状態が毎晩、年単位で続くと、副交感神経が抑制され、高血圧、ストレス性の不整脈、心筋梗塞、脳卒中など心臓血管系の病気（血管イベント）を起こしやすくなります。睡眠一時間あたりの無呼吸数が20回以上ある場合、5年生存率は

84％、8年生存率は60％と報告されていますし、重症の閉塞性睡眠時無呼吸症候群（OSAS）の場合には、健常人と比べて死亡する確率は2・6倍になるといわれます（厚生労働省研究班の調査より）。

睡眠時無呼吸症候群を防ぐ対策は、気道が閉塞する仰向けを避け横向きにして寝ること、肥満解消に努めること、そして喉や舌を鍛えるなどです。

症状があれば、医療機関で検査を受けてください。

睡眠時無呼吸症候群の治療法には、持続的陽圧呼吸療法（CPAP：シーパップ）という呼吸ポンプをつけて寝る方法があります。

歯科では、睡眠時無呼吸症候群（SAS）と診断された場合、下顎を前に突き出した状態で固定するマウスピースを装着します。こうすることによって、気道閉塞を防ぐことができます。

実は、睡眠時無呼吸症候群（SAS）は、幼児期・学童期からの「口呼吸」が伏線となっています。鼻腔を介して呼吸をすることで、吸った空気の中の雑菌やウイルス、花粉などの多様な抗原が直接、扁桃、上気道、そして肺への流入を防いでいます。しかし、口呼吸は、口腔と咽頭周辺に唾液が流れ通るのを減らし、虫歯、歯周病、慢性扁桃炎、気管支ぜんそく、蓄膿症、学習障害など大きな健康障害の根源となります。

睡眠時無呼吸症候群 SAS
(Sleep Apnea Syndrome：サス)

上を向いて寝ることで上気道が閉塞します。

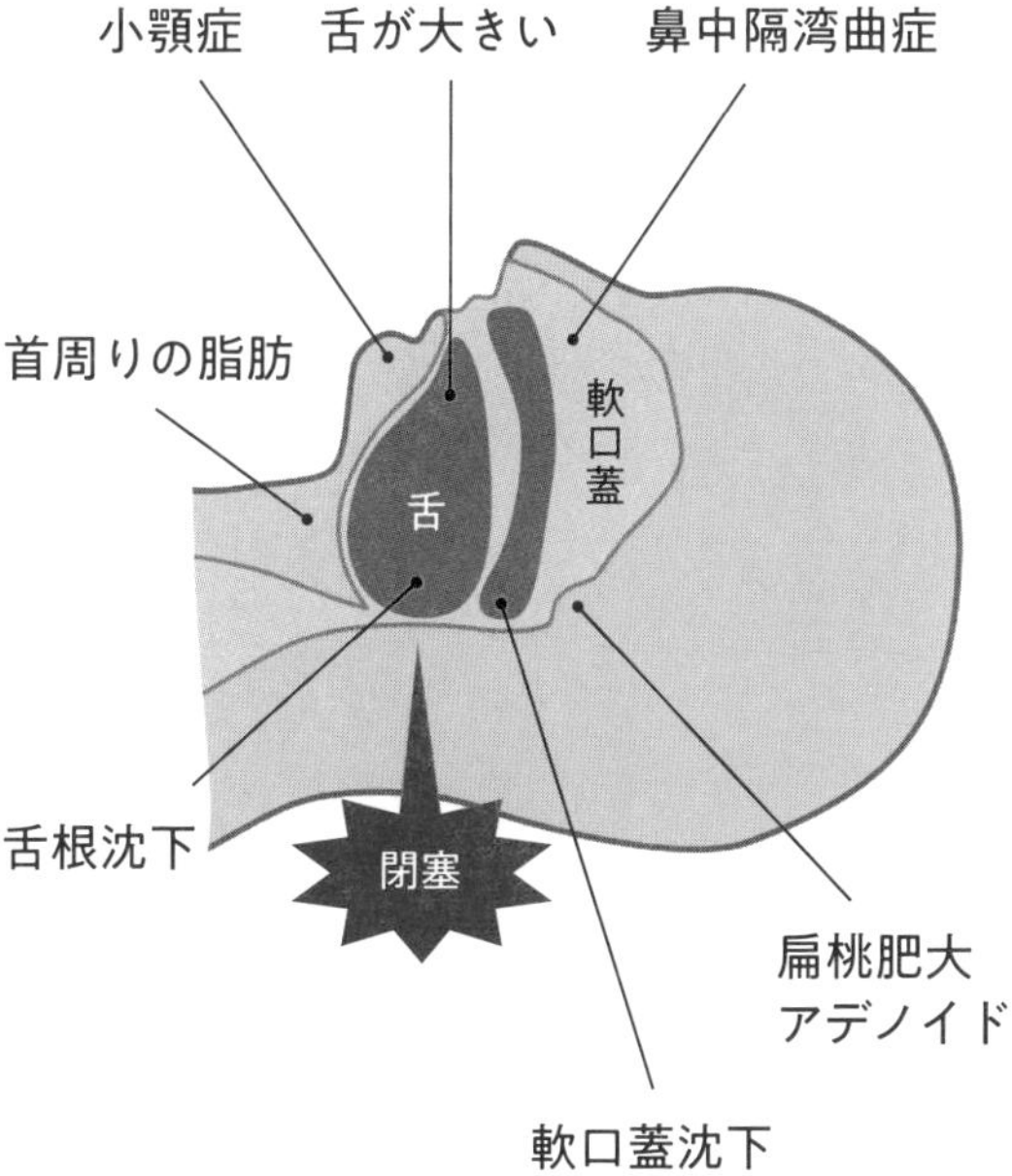

生活習慣・タバコ・アルコール

禁酒・禁煙ががんを防ぐ

日本人の健康寿命を縮めているのがタバコとアルコールです。

タバコには三大有害物質（ニコチン、タール、一酸化炭素）をはじめ、４０００種類以上の化学物質、２００種類以上の有害物質、50種類以上の発がん物質が含まれています。

ぜひ活用してほしい、喫煙の目安に、喫煙指数（ブリンクマン指数）があります。

喫煙指数＝１日当たりの平均喫煙量（本数）×喫煙した年数

１日１箱（20本）を20年間喫煙すると、指数は４００。それ以上になると肺がんが発生しやすくなり、６００以上は口腔がんが発生しやすくなるとともに、肺がんが高度危険群に。１２００以上は喉頭がんの危険性が大きくなります。

患者さんとお話しして感じることは、〝今さらやめても、もう遅いでしょ〟と考える方が多くいること。結論から言えば、いつやめても御利益は相当なものなのです。

1日半箱(10本)を30年間も喫煙した場合であっても、指数はまだ300程度。指数が500~600あたりから急にリスクが上がりますから、十分に間に合うのです。タバコは、血流を悪くして歯周病を急速に進行させることも知っておくべきです。

一方、飲酒も度を越えるとさまざまな健康被害と関係があり、アルコール量が1日あたり日本酒にして2合(ビール大ビン2本、ワイン・グラス4杯、ウイスキーダブル2杯、焼酎1・2合)以上の人は、がんの発生率が高まります。

少量であっても、毎日は飲まないほうがよいのです。また、度数の強いアルコールは、粘膜を侵し口腔がん、食道がんのリスクです。ロックはやめて必ず薄めて楽しみましょう。

喫煙と多量の飲酒は避けなければなりません。

生活習慣

老化は体の代謝障害の蓄積で起こる

老化しない生き方を実践するためには、老化のメカニズムを知って頭にたたき込み、老化とはどのようなことかをイメージすることが大切です。そうすれば、老化を予防する行動をとることができます。ここでは箇条書きで解説します。

❶まずは、病原体や、ＬＰＳなどの毒素、ゴミの侵入窓口である、口を清潔にすること。

❷過食・早食いをやめてカロリー過多、高血糖（糖化ストレス）を防ぎ、胃腸などの消化管が疲れないようにする。

❸摂取する栄養素の量と、運動などでの消費量を考え、小胞体ストレス（細胞の中でつくられたタンパク質があふれて、詰まって細胞がダメになること）が起きないように、きれいに代謝を促すことが大切。

❹生活リズムと食事摂取時間を適切にして、食物の代謝を向上させることにより、生活習慣病を予防することができる（時間栄養学）。
❺睡眠不足の原因を排除して、休養の質をあげる。質のよい睡眠をとれば、睡眠中に脳内から老廃物が運び出され、認知症の予防に役立つ。
❻運動不足は筋肉量低下を招き、筋肉から出る若返り物質であるマイオカイン不足になり、基礎代謝低下につながるため、日ごろから体を動かし、スポーツを行うようにすること。
❼理想的な食事・栄養を摂取するために、咀嚼能力の維持回復に努める。
❽体に良い食品、悪い食品を知り、熱い食事、冷たい飲料を避ける。
❾総合的に、理想的な新陳代謝を行うようにすることが大切。

生活習慣

がんを防ぐためにも、熱いもの、刺激物は×

がんは生活習慣病で、発がんのプロセスには、放射線や紫外線、化学物質、温熱刺激、アルコールとタバコなど環境因子が関係しています。熱い食べ物（指が入れられない温度）や、刺激の強い食べ物は、粘膜に慢性炎症を惹起するので口腔がん、食道がんの原因になります。

しかし、それ以外にも病原微生物による発がんにも注意が必要です。口は外部との接点として環境因子、病原因子の双方に関わります。胃がんの原因となるピロリ菌は、歯周ポケットにも感染しており、胃粘膜のピロリ菌除菌は、まず口を清潔にしてから行うのが理想的です。歯周ポケットのピロリ菌を除菌しないと、胃粘膜を除菌しても再感染するからです。

さらに歯周病菌の*Fn*菌は、下部消化管に移行して大腸がんを発症させます。粘膜や皮膚にイボを作るパピローマウイルス（ＨＰＶ）は、性行為感染症（ＳＴＤ）として尖形コンジローマが口腔と性器に伝播します。ＨＰＶの6型、11型の感染では、尖形コンジローム止まりですが、ＨＰＶの高病原型（16型、18型）は、子宮頸がんや口腔がん、上咽頭がんを発症させる〝腫瘍型の性感染症〟の原因です。オーラルセックスと口腔・咽頭がんは疫学的に関連しています。

従来は65歳以上で発症していた口腔がん、子宮頸がんが、近年、若年者に多発する傾向があります。これは、がんが、性感染症から発症するという、２０００年に入り報告された医学的な大発見です。

重度歯周病や口内炎は、お口の粘膜の角化上皮バリアーが壊れ、ウイルス感染の傷口になります。**お口を清潔にすることで罹らなくて済む〝がん〟がある**のです。

生活習慣

歯の健康獲得に金と時間をケチるな

歯の健康には咀嚼機能の回復・向上と歯周病や口臭などの口腔の不潔への対策こそが最重要です。

例えば、歯肉から出血したり膿が出る人が歯周病の治療を続けて一段落し、それを維持するためのメインテナンスが始まったものの、多忙を理由にメインテナンス治療をやめてしまったとします。すると、早晩、歯周病が再燃し、数年後に奥歯を失い噛めない状態も加わり、それでも軟らかい食事で何とかがまんし、放置したとしたら――。その結果、血管にゴミが溜まり、メタボリック症候群を通り越し、糖尿病や脂質異常症を発症し、ついに脳梗塞を発症して長期入院に陥ってしまいます。毎日のちょっとした健康習慣、歯科をこまめに受診して歯周病を徹底して押さえ込むべきです。不幸にして奥歯を失ったら、高額ではあってもインプラント補綴で完璧に噛む機能をリカバリーするという対策が、結局は最も安価で健康への近道なのです。

PART

5

対策編／今日から始めよう❷

50歳から若さを保つ歯の正しいケア

最強の口臭・悪臭チェック法と口臭対策

東京オリンピックを機に来日した外国人、特に白人系の人々から、日本人の口臭が指摘され、〝臭くて近寄りがたい〟との負の評価を受けています。

ここで扱う口臭とは、タバコやニンニクなどの嗜好品や香辛料由来の匂いではなくて、歯周病や細菌増殖によりタンパク質が分解されて生じる腐敗臭のことです。

歯周病の歯肉や虫歯も口臭の発生源ですが、口臭の最大の発生源は、舌苔と呼ばれるバイオフィルムを主とする舌の汚れです。口臭の原因となるバイオフィルムは、VSCと呼ばれる硫化水素（硫黄温泉に似た匂い）が主成分で、分界溝の手前付近に付着しています。自分自身の口臭は、吐き出す息を鼻で吸い込むことができませんから、わかりません。清潔に手洗いした人差し指を、舌を最大限出した状態で根元まで舌に密着させ2、3秒したのち乾燥させて指の匂いをチェックします。これで口臭があるかどうかがわかります。

悪臭がしたら舌苔を除去しましょう。口臭対策は、舌苔が付着する原因にも介入し、匂い物質の供給源になる歯周病を治療するとともに、舌を洗い流す唾液の分泌量を増やし、就寝時に口で呼吸することで起こる乾燥を防ぐことです。

口臭の原因となる舌苔

舌苔は、舌表面の乳頭の隙間に、主に細菌の塊が付着増殖しバイオフィルムを形成したものに、食物残渣や唾液由来成分が加わったものです。唾液の分泌量、咀嚼や飲み込みの運動量が少ないほど付着します。

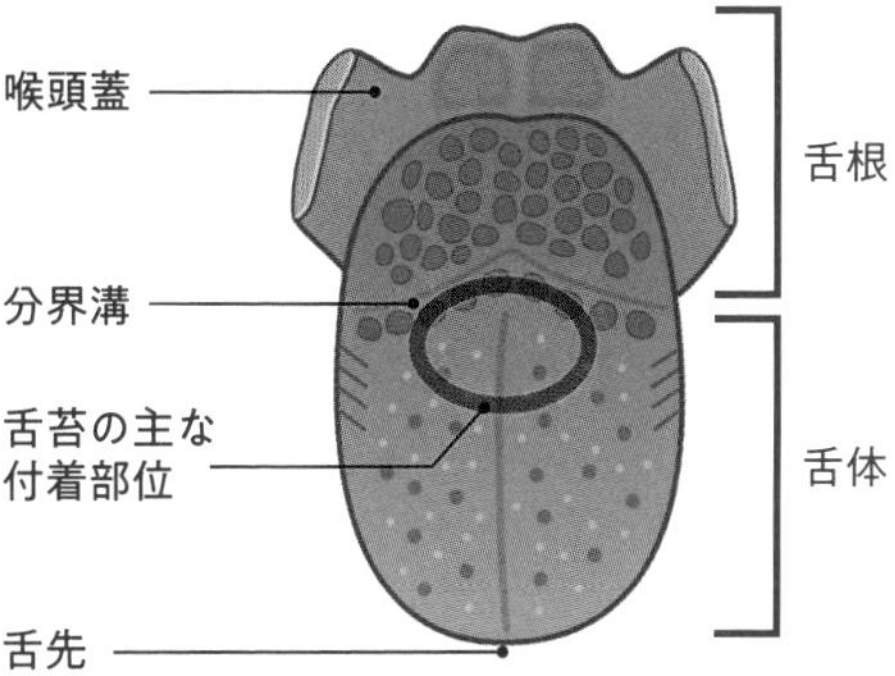

だれでもできる口臭チェック法

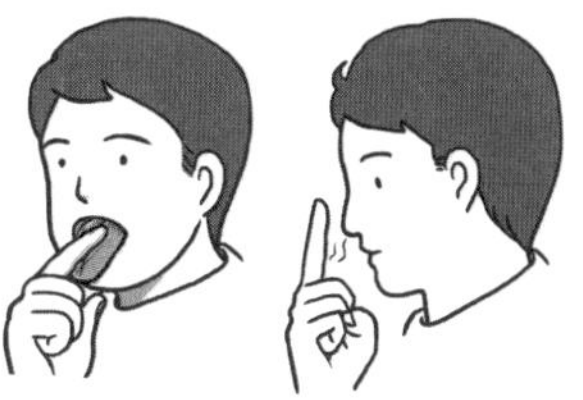

有効な口臭判定法

清潔にした人差し指の根元まで、舌に平行に当て2〜3秒間程度置きます。指を拭き取らずに10秒程度乾燥させます。指の匂いをチェックしてみてください。

「セルフケア」と「プロケア」を併用しよう

お口の健康を維持するためには、毎日ブラッシングすることから始まるホームケアが大切なことは誰でも知っています。しかし、そのホームケアには限界があることは、あまり知られていません。虫歯の患者さんは、『私の歯磨きがヘタなんですね』と言いますが、仮にホームケアが完璧であっても細菌が増えやすい現代の食生活をしている限り、セルフケアだけでは、虫歯になる・歯肉が悪くなる・歯の周囲から菌が血管を通じて多臓器に運ばれる菌血症になる、慢性炎症を起こす、などは、完全には抑え込めません。つまりホームケア（セルフケア）には、限界があるということです。

そこで歯科医院では、専門家による徹底的なお口のクリーニング（プロフェッショナルケア）を3～4か月に1回の頻度で実施しています。これは現在、国民健康保険の適応になっており、こうした習慣がさらに根付いてほしいものです。

自宅で毎日行うセルフケアと、診療所で定期的に行うプロフェッショナルケアの両

方が揃って、はじめて健康維持が達成されます。両者は似て非なるもので、実施時間、ターゲットとなるバイオフィルムの質、実施目的などが異なります。セルフケアは長時間にわたりお口の状態を保とうとするのに対しプロフェッショナルケアでは、3〜4か月を経て古くなり悪玉菌化したバイオフィルムをリセットします。

健康寿命延伸の目的で、ぜひともプロフェッショナルケア（定期予防処置）を受ける習慣を確立していただきたいです。

セルフケアとプロフェッショナルケアの違い

それぞれのケアの目的の違いを
理解して効率よく欠点を
補完し合うのが望ましいのです。

	セルフケア	プロフェッショナルケア
古く毒性の強いバイオフィルム除去	不利	有効
実施総時間	長時間	短時間
歯肉溝の中・その他不潔域のケア	不利	有効
バイオフィルム総抑制量	有利	不利

良質なプラークをいかに獲得するか

セルフケア

長期的　日常的　一般的

↕

プロフェッショナルケア

断片的　治療的　専門的

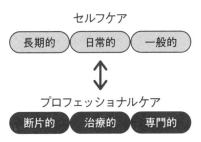

セルフケア──歯磨き

歯の正しい磨き方

日本人は外国人に口が臭いと言われますが、そもそも口臭の原因は、細菌性バイオフィルムにあります。特に、歯と歯の間、歯と歯肉の間、舌の上に悪臭の原因物質が溜まっています。1日3回歯磨きをしている人も多くいる中で、それでも口臭があるのは、なんら不思議ではありません。なぜなら、匂いの原因であるバイオフィルムが除去されていないからです。つまり、日本人の多くが、歯磨きはしていても儀式的になってしまい、バイオフィルムの付着部分を効果的に清掃できていないからです。

実際、歯科外来で、ブラッシングの指導時に見かけるのですが、多くの方々は奥歯の噛む面や、歯そのものをゴシゴシ磨いています。しかしこの領域には、残念ながら匂いや病気の原因になるバイオフィルムは、付着していません。そのため、1日3回以上磨いたり（27・3％：厚労省2016年調査）、**1回平均1〜3分間（47・3％・**

同調査）歯磨きをしても、口臭除去効果はほとんど期待できません。ブラッシングは時間と回数よりも、いかに効果的にバイオフィルムを擦り落とせるか、つまりブラッシングの「質」が重要なのです。

137ページの図は口臭と病気の原因となるバイオフィルムの付着部位と効果的なブラッシング方法であるバス法です。

まずは、歯が4面あることを念頭に置いてください。この方法で行うブラッシングは、歯の表側の奥歯から前歯までの片側15秒です。歯の表裏、左右、上下、すべてブラッシングして約2分です。これ以上同じ動作を繰り返しても無意味です。これで、バイオフィルムに覆われた歯の表裏の2面が清掃されました。これが、歯ブラシによるバイオフィルム除去の限界です。

次にすかさず、フロス（糸ようじ）と歯間ブラシを使って歯と歯の間に付着生成している古くて病原性の高いバイオフィルムを退治します。舌のバイオフィルムである舌苔除去も必須です。最後にバラバラになった個々の細菌をデンタルリンスで退治します。

多くの人がスルーしている歯と歯の間のバイオフィルムと舌に付着したバイオフィルムを放置していては、細菌増殖の火種になるので、セルフケアの効果はほとんどありません。歯そのものばかり磨くのではなく、歯と歯肉の境目と舌の掃除が要なのです。

歯の磨き方（ブラッシング）は時間と回数よりも、どれだけ効果的にバイオフィルムを擦り落とせるか、つまりブラッシングの「質」が重要であると説明しました。では、どのようなブラッシングがよいか、１３８〜１３９ページで図解化し、説明しましょう。

多くの人がブラッシングする効果の少ない領域

網掛けした領域は、食事などで自浄作用が及び、バイオフィルムはあまり付着していません。Aは噛むテーブル、Bは歯面そのもの。

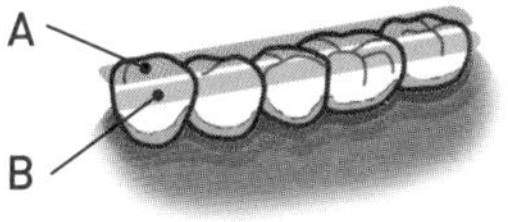

歯と歯肉の溝、舌の舌苔などの成熟した古いバイオフィルムとその除去法

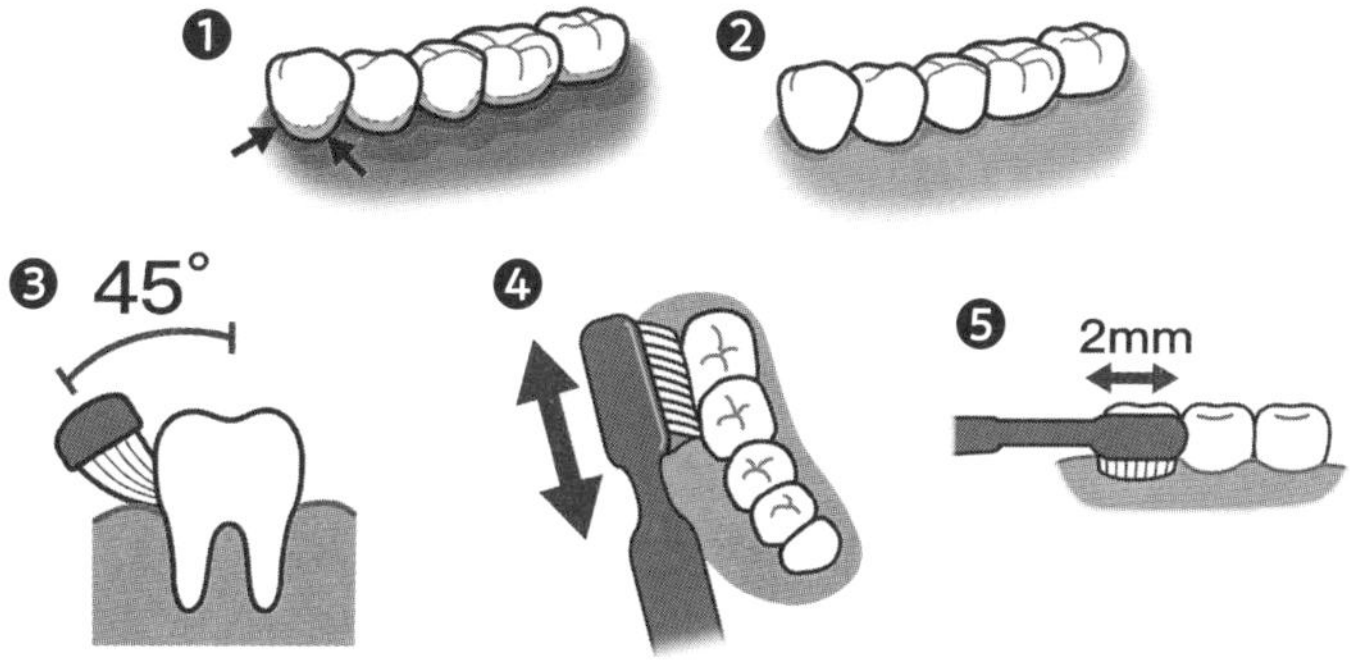

この領域に付着生成するバイオフィルムは、歯周病、口臭の原因であることはもちろん、誤嚥や菌血症を介して全身の健康を脅かすので、しっかりケアしましょう。❶は歯と歯肉の溝に付着した高病原性バイオフィルム、❷はバイオフィルムが的確に清掃された状態です。
❸～❺は、ヘッドが大きく毛先が尖っていて、歯肉溝に入りやすい歯ブラシで、バス法によるブラッシングを示します。❶の汚れた部分を選択的にブラシでかき落とすイメージです。

歯垢（バイオフィルム）が停滞しやすいところ

図のようなところが歯垢がつきやすく停滞しやすい部位です。

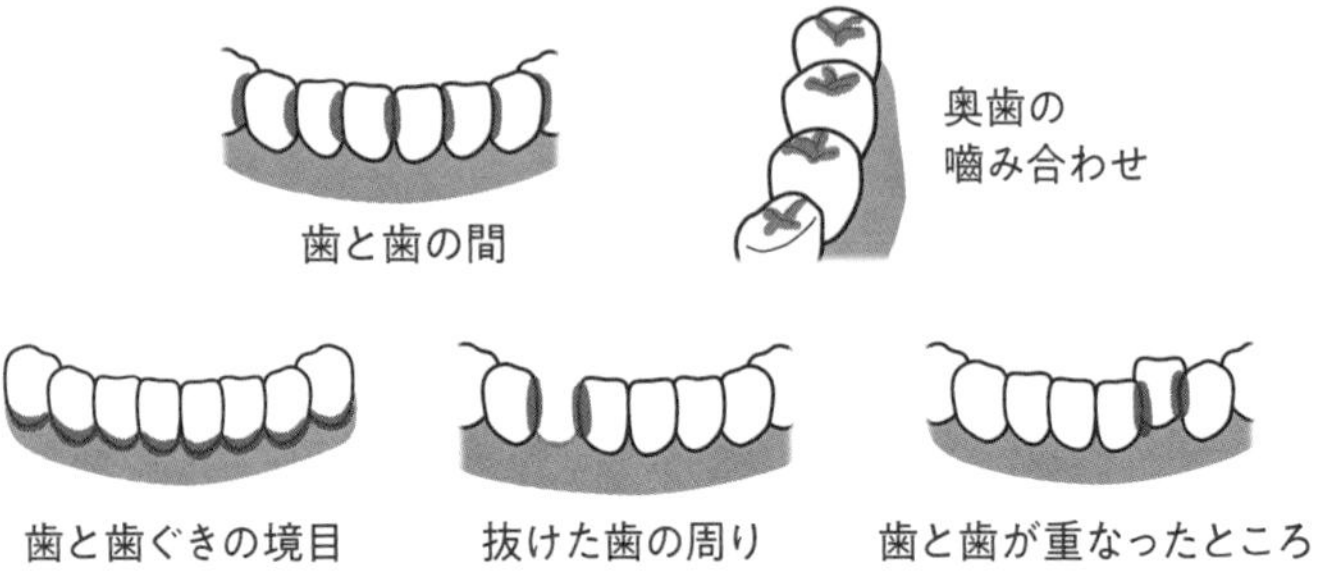

歯と歯の間
奥歯の
噛み合わせ
歯と歯ぐきの境目
抜けた歯の周り
歯と歯が重なったところ

歯を磨く順番

歯の磨き忘れのないように、磨く順番を決めておくとよいでしょう。
必ずしも図の順番でなくてもかまいませんが、重複しないようにしましょう。

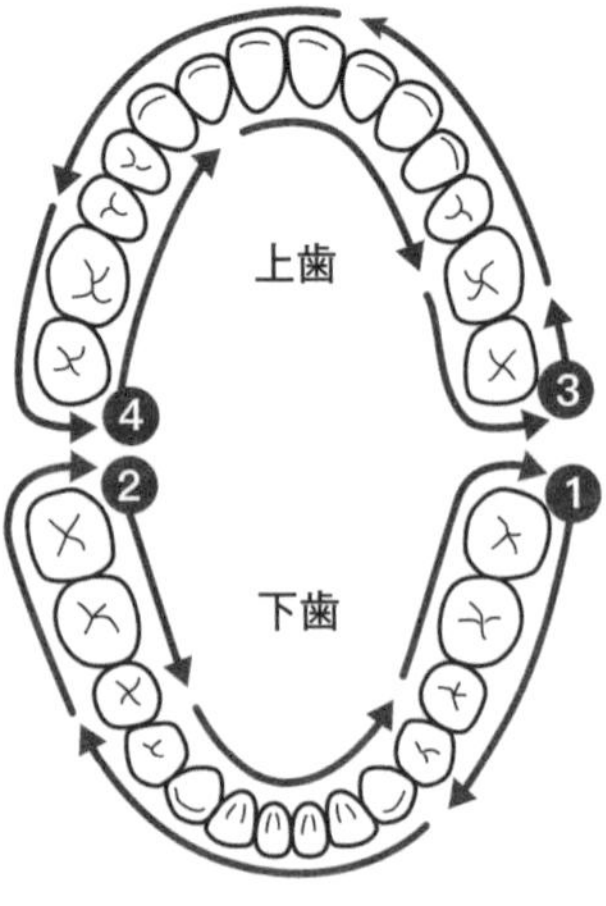

歯磨きのポイント

歯磨きのポイントをまとめてみました。

歯ブラシの持ち方

鉛筆を持つように軽く握ります

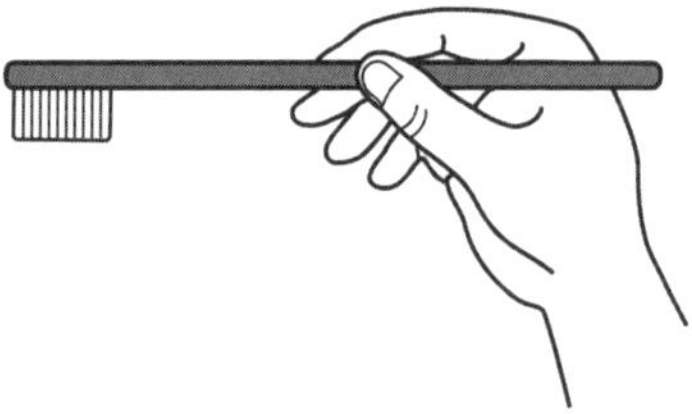

歯ブラシの動かし方

40代以降の方に重要な
ポイントです

細かく小刻みに動かす
歯と歯の間に毛先が入ります

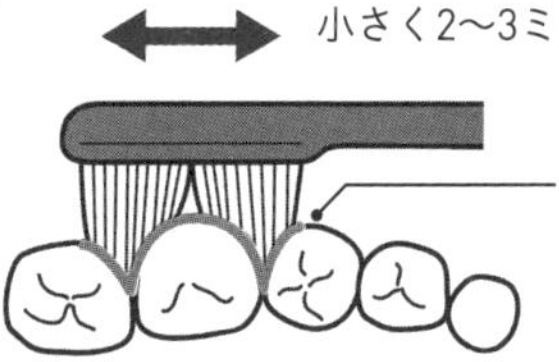

歯ブラシの当て方

歯と歯ぐきの間

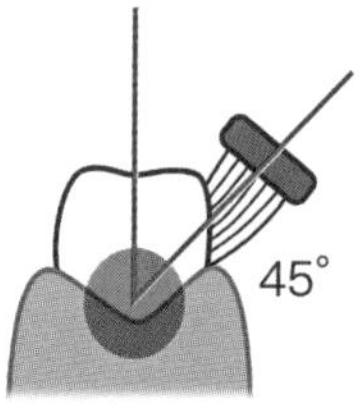

45°の角度で斜めに

前歯の裏側

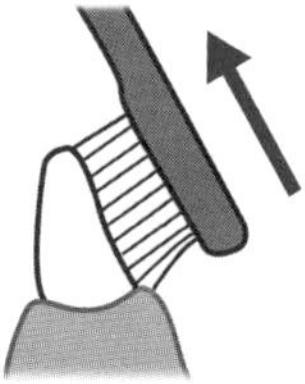

歯ブラシを縦に使って

奥歯の噛み合わせ面

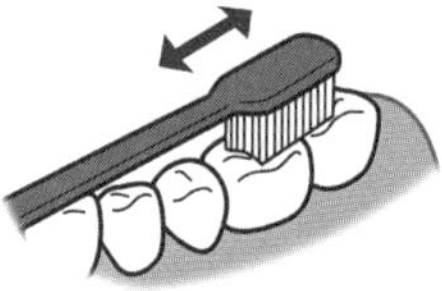

まっすぐ（前後に動かす）

40代以降の方はここだけ磨いている人が多く、それでは歯周病がよくなりません

セルフケア―歯磨き

歯磨きペーストは必ず使う

歯磨きペーストは、歯磨剤、歯磨き剤とも呼ばれ、ブラッシングの際に用いられて、口腔清掃効果を高めたり、抗炎症作用、漂白作用、抗菌作用など多様な効能をもたらすものもあります。

多様な製品がありますが、共通する基本成分として、❶研磨剤、❷発泡剤、❸保湿剤、❹結合材、その他製剤ごとの❺薬効成分があります。

ブラッシングの目的は、歯と周辺の軟組織に付着した細菌やバイオフィルム、着色色素などを効果的に除去することです。その意味で❶研磨剤は必要というより必須といえます。

バイオフィルムは歯と周辺の軟組織に、ピッタリ、しぶとく付着しており、皆さんも排水溝に付着したバイオフィルムは水とスポンジでは太刀打ちできないことはおわかりいただけると思います。タバコのヤニ取り専門の歯磨剤をよほど力強く乱暴にブラッシングすれば、歯の根元の柔らかいセメント質を傷めることはあるでしょうが、今、市販されている歯磨きペーストは、〝歯を削ってしまう〟ようなことはありません。

❷の発泡剤は、界面活性剤であり、細菌やウイルスを浮き上がらせて除去します。これも必須といえます。

❺の薬効成分で一番着目すべきは、フッ化物（フッ化ナトリウム）です。1500ppmまで配合され、歯磨き後の口をすすいでも唾液中に過飽和状態で残り、歯を溶けにくくしてくれます。歯磨き剤は別段大量に飲み込むわけではないので、その成分の毒性とバイオフィルム細菌の毒性を天秤にかければ、ブラッシング時に歯磨き剤は、必ず使うべきだといえます。

セルフケア―義歯の手入れ

義歯は専用ブラシでゴシゴシ洗う

入れ歯（以下、義歯）の表面には、ヌルヌルしたバイオフィルムが生成します。歯や舌に加え、義歯の表面積が増えた分、バイオフィルムの総量も増加します。特に義歯の複雑な凹凸には、超悪玉菌を含む古いバイオフィルムが生成します。

長期間義歯を入れたままにすると、義歯表面のヌルヌルの中の菌が、就寝中に気管に入り誤嚥性肺炎の発症リスクが増加します。 入れ歯洗浄剤だけでは、バイオフィルムは除去できません。**義歯は食器などと同じと考えて、食器用洗剤、手洗い洗剤、義歯専用ブラシでゴシゴシ洗ってください。**

〝義歯をこすると傷がつき、そこに細菌が入り込む〟〝夜寝るときは、義歯を外す〟という誤った情報があります。義歯はしっかりこすって洗わないとバイオフィルムの温床になってしまいます。義歯は上顎と下顎の距離の支えになっているので、就寝中も義歯がないと前歯が潰れて開いてしまいます。

セルフケア――舌磨き

舌は本来、汚れないが、舌磨きは不可欠

舌は本来、汚れがつきにくく自動的に舌の動きや唾液により清掃されます。

舌の表面は舌乳頭《ぜつにゅうとう》と呼ばれる粘膜の突起に覆われています。この舌乳頭にこびりつきやすい加工食品など口を汚しやすい食事を摂ったり、睡眠時の口呼吸によって唾液の自浄作用が失われた場合や、唾液の分泌量が低下した場合に、舌苔が生成・付着しやすくなります。

いったん付着した舌苔は、自然には除去されにくいので、舌磨きを行って清掃しなければなりません。

本質的な口臭の原因は、歯周病などで口の細菌が悪玉菌化すること、舌の自浄作用が低下してしまうことと、唾液の分泌量が低下してしまうことにあります。

舌の構造

舌の表面は舌乳頭と呼ばれる粘膜の突起に覆われています。

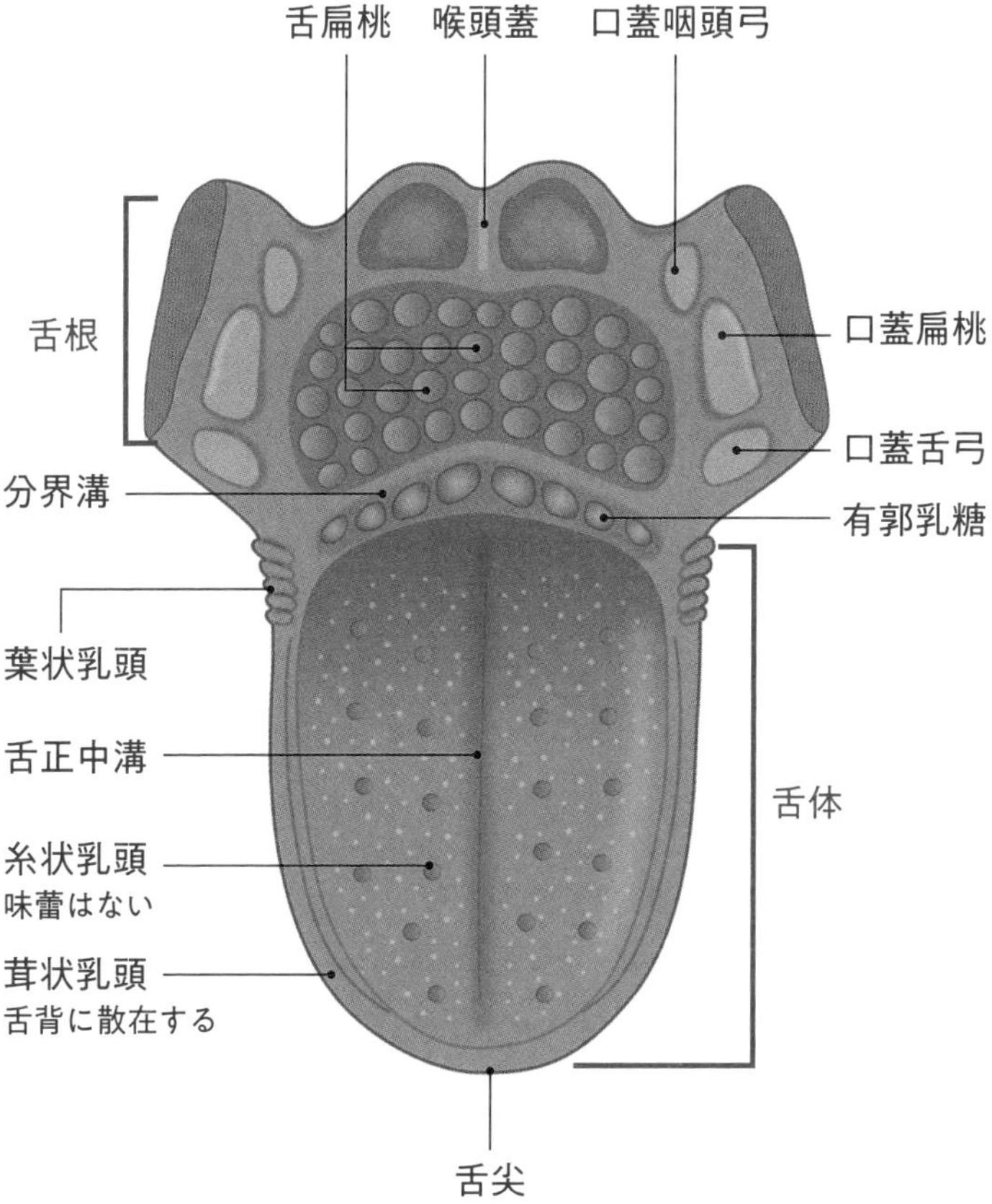

セルフケア―舌磨き

舌の正しい磨き方

日本人の多くは、歯磨きはしても、舌を清掃する習慣がこれまで一般的ではなかったようです。**舌の汚れ（舌苔）は、口の中の悪玉菌の貯蔵庫であり、口臭の原因そのものです**。また、誤嚥性肺炎の〝犯人〟でもあるため、きちんとケアしなければなりません。

図に舌の全容を示します。舌苔の付着する部分は、舌の先端ではなく、図の丸の部分です。

私の診療所では、舌専用のW－1舌ブラシを推奨しており、初診時などに使い方を実習してもらっています。舌のケアは、嘔吐反射が辛くて大変だと思われがちですが、コツを掴み慣れればとても簡単です。149ページにフローチャートを示します。

当院にある日、舌の掃除をしても、複数の歯科を受診しても口臭が消えないという

舌の全容と舌苔付着部位

主に舌苔は、図の丸く囲んだの部分に付着しますが、
この部分は嘔吐反射を誘発するので、清掃しにくい部分でもあります。
丸く囲んだ部分に付着したバイオフィルムを確実に除去しないと、
舌の清掃をしていると思っていても、実際にはきれいにならない
（口臭が消えない）という事態になります。

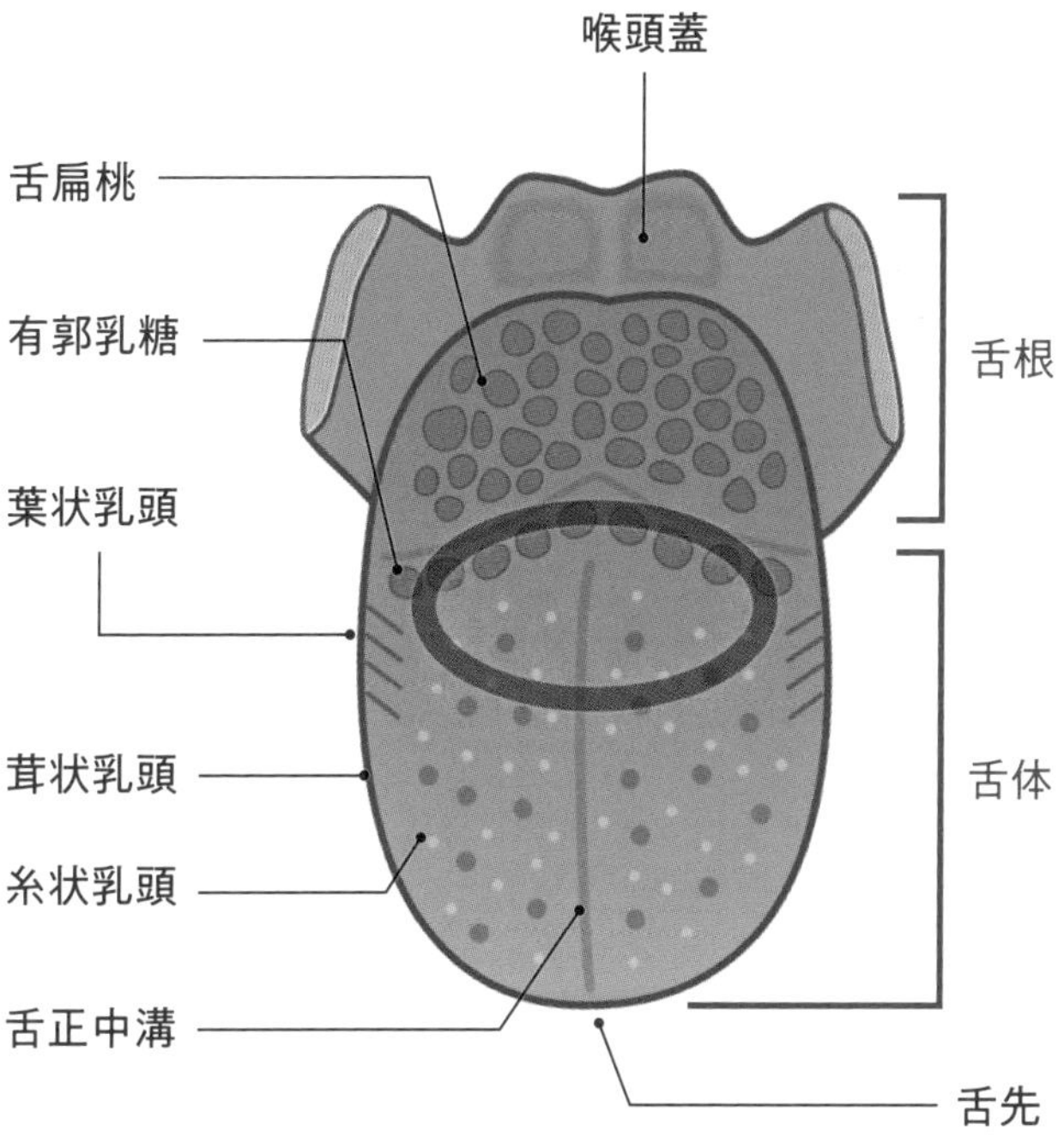

悩みを持つ女性が来院されました。自臭症（自分に口臭があると錯覚している精神疾患）の診断のもと、心療内科的な治療も受けていました。

口の中を見ると、軽度の歯周病があり、舌を洗いすぎていることがわかり、舌の先端から3分の1がやや擦りむけてテカテカと光っています。しかしながら、舌背（舌の上の面）の奥の中心部分に、いかにも口臭の原因になるようなバイオフィルムが、分厚く大量に付着していることがわかりました。指先テストで清掃前に匂いを確認してもらい、舌ブラシにバイオフィルムを洗浄する薬剤を塗布してブラッシングし、機器を使って吸引し舌を掃除しました。舌がきれいに清掃され、再び指先テストで清掃後に匂いがすっかり消えたことを確認してもらいました。ご本人は「2年の闘病だった、良かった」と感極まっていました。たいした処置ではないのですが、人のお役に立てたという充足感が、今も私の記憶に残っています。

口臭外来では、口臭測定装置による客観的な臭気の計測も行っています。しかし、自臭症の人は、測定機器で匂いがないと判定しても、信じてくれません。こんなときは、指先テストが有効です。

舌ブラシを使った舌の正しい磨き方

次のようなブラッシングをすると、舌がきれいになります。

1. W－1舌ブラシと口の中を
微温湯で十分に濡らしておきます。
（冷水より、微温湯のほうが汚物の溶解度が上がります）

2. 口を大きく開け、
舌を前に突き出します。

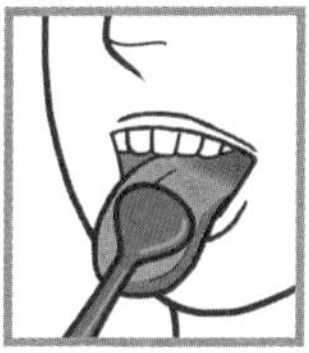

3. 口を大きく開けた状態で、
W－1舌ブラシを舌に触れないように、
舌の奥(喉の方向）に差し込みます。

4. 奥まで入れたら、W－1舌ブラシを
舌苔付着部位付近に
そこそこの強さで密着させます。

5. 1から2cm舌背《ぜつはい》（舌の上の面）を擦り、
舌苔を除去していきます。

6. 舌苔がなくなったらうがい薬（含嗽剤《がんそうざい》）で
うがいをして終了です。

セルフケア―フロスと歯間ブラシ

フロスと歯間ブラシでバイオフィルムを除去

歯ブラシを使ったブラッシングで、歯の表側と裏側の歯面バイオフィルムが大まかに除去されます。しかし残りはどうでしょう。歯には、表側と裏側と左右の歯と歯の間の4面があります。歯間ブラシ、フロスの受け持つ領域は、唾液の持つ汚れを取り除く働き（自浄性）が及びがたいためにバイオフィルムが増殖しやすく、歯肉の溝に接しているために血液成分、タンパク質を栄養源とする悪玉歯周病菌の割合が増えやすい場所です。さらに歯と歯肉の隙間は、酸素のない場所で増殖する嫌気性菌が、歯肉を破壊して歯周ポケットを形成したり、悪臭物質を盛んにつくったりします。

悪臭物質は、歯周ポケットから血管にも流入して、血管疾患、アルツハイマー型認知症、がんなどの原因になるとともに、唾液中に広がり舌の表面のヒダに付着して口臭を発するようにもなります。

ここで重要なことは、歯ブラシで除去する大部分は、口の動き、舌の動きや食事などで自動的に入れ替わっている比較的新しいバイオフィルムであること。これに対して、フロス、歯間ブラシで除去するバイオフィルムは、入れ替わることのない古くて病原性の高い細菌群が優勢なバイオフィルムなのです。

一日何回もブラッシングをしても、この火種を温存させたまま眠りにつくと、朝までに細菌が爆発的に増殖して、口臭やネバネバした不快な状態が続きます。

歯間ブラシとフロス（糸ようじ）の、どちらか一方をたまに使うという使用法では、バイオフィルムが成熟してしまい、効果的ではありません。たまにしか使わない人は、フロスをかけた場合などに、フロスの匂いをチェックしてみてください。悪臭がしたら、これは明らかに清掃頻度が低すぎます。こうした悪臭物質は、もれなく血中に混入し続けているのです。

つまり、**フロスと歯間ブラシは、体の中でも最も不潔な場所の清掃法であり、バイオフィルムをリセットし、菌血症を防ぎ、体全身を守る重要な健康維持手段なのです。**

面倒に思えたフロス・歯間ブラシを、今すぐ使いたいという衝動にかられませんか？

フロスと歯間ブラシの正しい使い方

歯間ブラシとフロス（糸ようじ）は、それぞれ清掃領域がまったく異なります。必ず両方とも、同時に、毎日、就寝前に一日一回清掃していれば、バイオフィルムが古くなることはありません。

歯と歯の間は、一定の圧力で押し合ってきつい状態になっています。フロスの使い方で多くの方が誤解しているのが、歯と歯の間に糸をパッチン！と入れることだと思っていることです。これは誤りで、パッチン！と入れたときに下の歯肉を損傷しかねません。

フロスとは、歯の表面に糸を沿わせることで、バイオフィルムを掻き落とす（擦り取る）ものです。ですから、歯と歯の間にフロスを入れるときは、糸ノコのような要領で前後に擦り、ストンと入れてください。ストンと入れたら準備完了です。ここから

歯間ブラシが受け持つ清掃領域

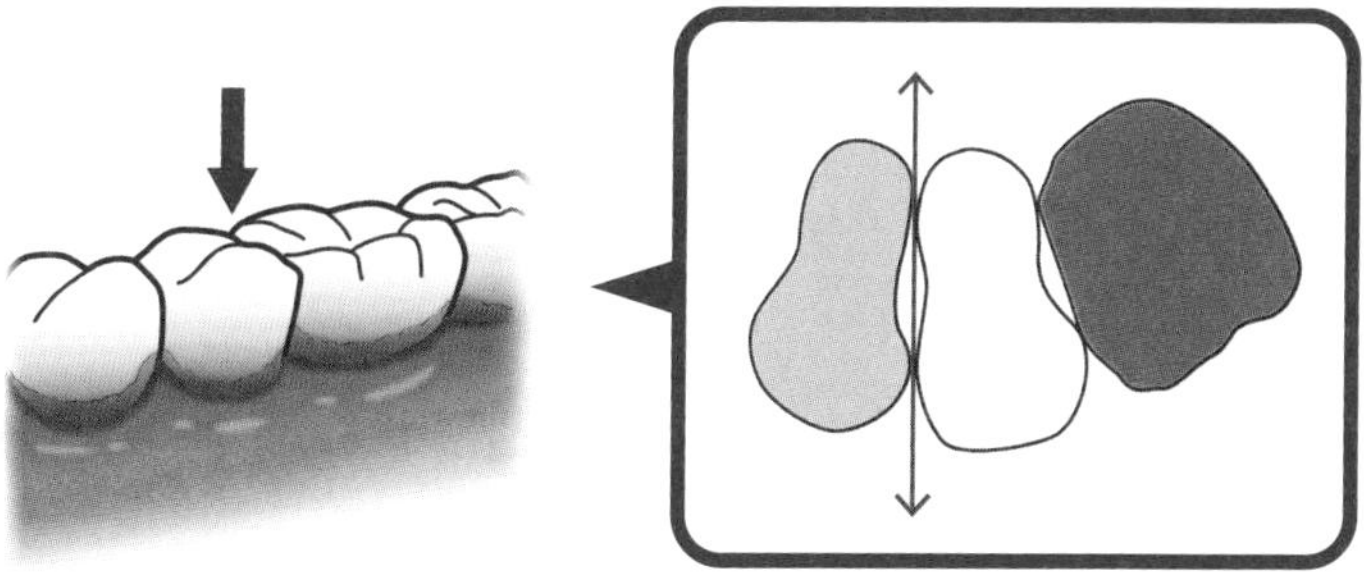

矢印の方向に上から歯と歯の隙間を見ると、真ん中が凹んでいます。
図中の両矢印のように糸を張って擦っても、凹んだ領域に糸が接触しないため、フロスでは清掃困難で、ここは歯間ブラシが受け持つ清掃領域です。

フロス（糸ようじ）が受け持つ清掃領域

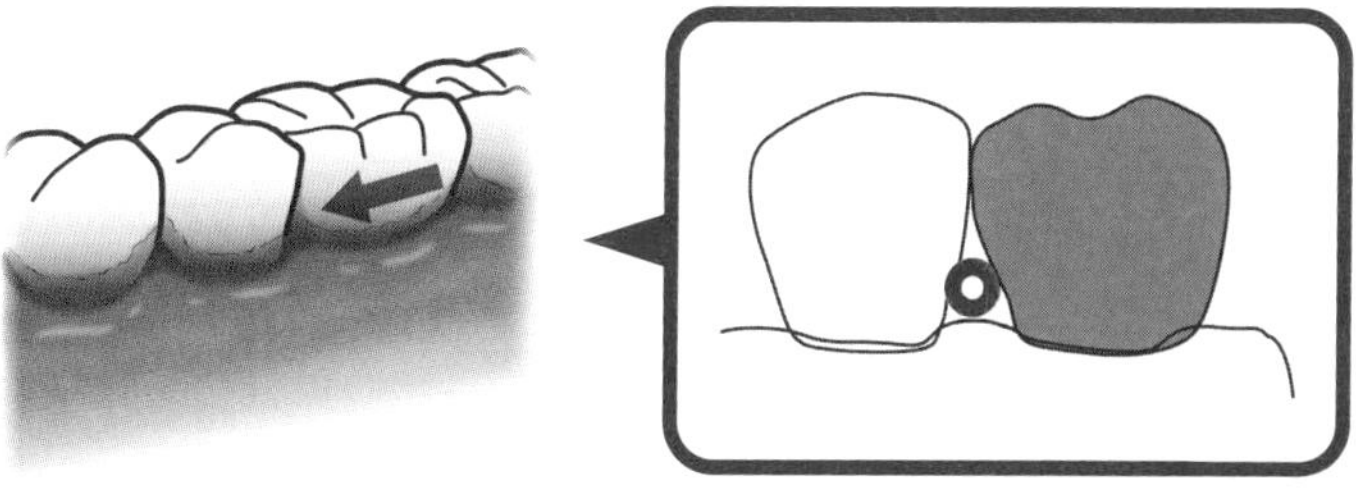

矢印の方向に横から歯と歯の隙間を見ると、左右の歯と歯肉に囲まれた三角の隙間があいています。ここを歯間ブラシで洗った場合には、角の隙間まで毛先が届きません。この領域は、フロスが受け持つ清掃領域で、糸を張って接触して擦って清掃します。

左の図ように一方の歯面に糸を押し付け、上下方向に歯の表面を擦ります。一度引き出し、拭ってから、再び糸ノコのような要領で前後に擦り、ストンと入れたらもう一方の歯面も清掃します。一箇所につき約5秒程度、口全体で1分半以内にできるようスキルアップし、習慣化します。手に巻きつけるフロス糸よりも、糸ようじがオススメです。

次に歯間ブラシです。基本的にブラシ類は、たっぷり水を含ませて使用します。下の図のように上の歯は上から下向きに、下の歯は下から上向きに、ゆっくり歯間にブラシを挿入して準備完了です。あとは、引き抜く方向で清掃をします。

糸ようじ、歯間ブラシともに歯磨剤を塗布すると清掃効果は抜群です。

一連のセルフケアの効果的な手順は、❶歯ブラシでブラッシング→❷フロス→❸歯間ブラシ→❹うがい薬・デンタルリンス、の順です。なお、シェーグレン症候群、人工関節、心臓血管疾患などを持っている方は、歯磨きの前にデンタルリンスをして菌を減らしてからブラッシングして、菌血症を防ぎます。

フロス（糸ようじ）の使い方

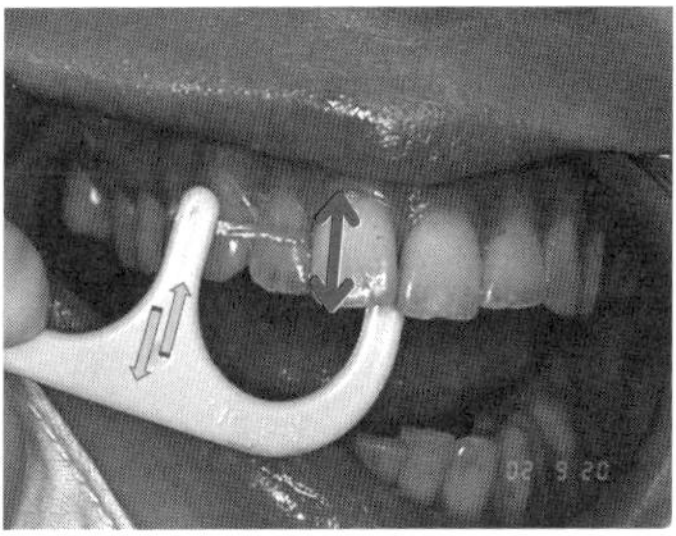

フロスは、歯と歯の間の接触点をゆっくり超えて、ストンと入れます。一方の歯に糸を押し付け、図の矢印のように上下にキコキコ動かして歯面のバイオフィルムを擦り取っていきます。もう一方の歯も同様に清掃したら、引き抜いて、次に移ります。終了後にうがい薬で洗口します。

歯間ブラシの使い方

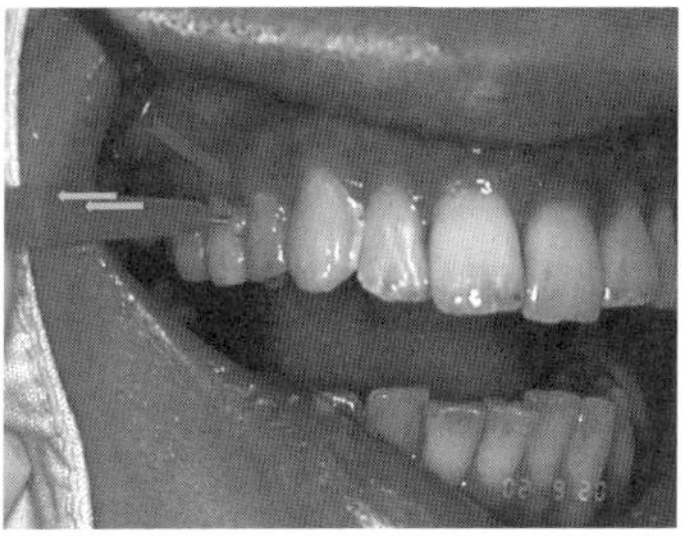

歯と歯の間にゆっくり（上の歯は、やや上方向から、下の歯は、やや下方向から）挿入したら、準備完了です。基本左右に押し付け、引きながら清掃します。終了後にうがい薬で洗口します。

うがい薬・デンタルリンス・マウスウオッシュ

うがい薬は、左の表のように機能により殺菌作用、収斂作用、保湿・湿潤作用などさまざまな用途があります。「殺菌作用」とは、文字通り、歯周病菌などを殺す働き、「収斂作用」とは、出血の多い歯肉、口内炎、爛《ただ》れた潰瘍面などを引き締める作用のことをいいます。「保湿・湿潤作用」は、口腔乾燥症や唾液分泌低下時に、お口を潤す働きのこと。うがい薬は、義歯と口腔粘膜の摩擦を減らす目的でも用いられます。

口腔衛生目的でいえば、うがい薬（含嗽薬）は殺菌消毒薬系を指すことが多く、ここでは、主に虫歯や歯周病対策について有効かどうかを説明します。

歯磨きをせずにうがい薬だけ続けた場合、口の粘膜に直接棲みついている善玉菌群ばかりが影響を受ける一方で、歯と歯肉の間のバイオフィルムの表層には、うがい薬が作用しても、バイオフィルム深層のシェルターの中に潜む悪玉菌群には、ほとんど

各種含嗽薬の分類と一覧

作用	名前	成分	保険適用
殺菌	イソジン	●ポピヨンヨード	○
	ネオステリングリーン	●ベンゼトニウム塩化物	○
	コンクールF	●クロル塩酸ヘキシジングルコン ●グリチルリチン酸アンモニウム	
	リステリン	●1,8-シネオール　●チモール ●サリチル酸メチル　●ℓ-メントール	
	モンダミン	●セチルピリジニウム塩化物水和物（CPC） ●グリチルリチン酸ジカリウム（GK2） ●トラネキサム酸（TXA）	
収斂	アズノールうがい液	●アズレンスルホン酸ナトリウム水和物	○
	パブロンうがい薬AZ	●アズレンスルホン酸ナトリウム水和物	
	コンクールF	●クロル塩酸ヘキシジングルコン ●グリチルリチン酸アンモニウム	
	リステリン	●1,8-シネオール　●チモール ●サリチル酸メチル　●ℓ-メントール	
	モンダミン	●セチルピリジニウム塩化物水和物（CPC） ●グリチルリチン酸ジカリウム（GK2） ●トラネキサム酸（TXA）	
保湿	コンクール マウスリンス	●ホエイタンパク（牛乳） ●ラクトフェリン（牛乳） ●ヒトオリゴペプチドー1	
	オーラルプラス うるおい マウスウオッシュ	●ヒアルロン酸　●トレハロース ●グリセリン　●マルトデキストリン	

効果が及びません。結果として口の中の細菌数は減ったとしても、善玉菌だけが減少し、悪玉菌群が居残ってしまうことで、悪玉菌の比率が上昇してしまいます。寝る前にブラッシングをサボって、デンタルリンスで口をすすいだだけでは、朝になるまでに悪玉菌群が増加してしまいます。

うがい薬とブラッシングの効果的な手順を左に示します。

菌血症が特に懸念されるベーチェット病、人工関節、人工骨頭施術、心臓弁膜症の方々や、歯肉出血のある場合は、まずブラッシングによる菌血症(菌が血中に入ること)が起こらないように、**あらかじめデンタルリンスで菌数を減らしておきます。次にブラッシング、フロス、歯間ブラシを行って、バイオフィルムが破壊されてバラバラになった後に、再増殖の種となる浮遊細菌に対してうがい薬でとどめをさすのが正しいやり方です。**

お口のケアにおける含嗽薬の効果的な使い方

うがい薬は化学的殺菌法であり、あくまでも浮遊細菌に対して効果を期待するものです。口腔バイオフィルムに対しては、物理的・機械的に破壊を行い、うがい薬と組み合わせて使いましょう。

まずは、含嗽薬により口腔内の菌数を減少させます。

うがい薬は濃度を守り微温湯に溶解して30秒から1分間洗口する 1分

↓

歯ブラシ+歯磨きペーストを用いて機械的ブラッシング 2分

バイオフィルムを破壊

↓

歯ブラシが到達しない部分をフロス+歯間ブラシで 1分

バイオフィルムを破壊

↓

舌ブラシで舌苔を除去 1分

↓

最後にうがい薬で1分間、洗口する 1分

電動歯ブラシ、口腔洗浄機

電動の歯ブラシをはじめ、口腔ケアのための電動道具はいろいろあります。

●電動歯ブラシ

電動でヘッドが動く歯ブラシのこと。音波式、超音波式などがあります。

一例を挙げれば、フィリップス社のソニッケアーは、毎分31000回の高速振動を応用して、直接毛先が届かなくても粘着性の高い歯垢を効果的に除去できます。

●口腔洗浄機（ウオーターピック）

歯の間や歯ぐきの下にある歯垢や食べ物の残骸を取り除くことを目的とした、高圧の脈動水の流れを使用する家庭用歯科治療装置のこと。

ブラッシング、フロス、歯間ブラシなど機械的清掃の後に極めて有効です。歯と歯肉に停滞したデブリス、細菌の酵素や毒素、バイオフィルム破壊後の浮遊細菌や破片などが効果的に洗浄されます。私は、タンクにぬるま湯とうがい薬を滴下して使用すると効果的だと考えています。

いずれも、ハンドブラシ、歯間ブラシ、フロスなどの効果をさらに高めるものと考えてください。夜だけ使用するという使い方もあります。

プロフェッショナルケア

歯の「定期検診」じゃない「定期予防処置」

歯の「予防」には複数の段階があります。まったく病気・疾病がない状態で、すべての人に一般的に行うのが「1次予防」です。公衆衛生ともいわれ、歯磨き指導が相当します。

「2次予防」は、病気がある状態になされ、個人個人の疾患リスクを考慮し病気に至る過程を改善します。「3次予防」とは、病気が起こるプロセスが放置された結果、発症した病変を手術や治療により回復させることです。

「検診」とは、〝発症した病気を見つける行為〟であり、虫歯や歯周病がすでに発症した状態を見つけるだけのチェック行為だと考えてください。多くの方にとって、歯の検診とは『悪い箇所が見つからなければ、歯磨き指導を受けて帰る』というイメージだと思います。しかし、これでは効果的な健康維持は不可能です。なぜなら、悪い箇所が見つかった時点で、すでに発症予防に失敗しているからです。さらに歯磨き指導は、家庭で行うホームケアの練習であり、完全な発症予防はできません。

私たちが定期的に歯科医院にお呼びしているのは、検診のためではなく、〝定期予防処置〟もしくは〝リスク低減処置〟。つまり2次予防を施すためです。

歯科衛生士という口腔衛生の専門職が行うプロフェッショナルケアは、家庭ではコントロール不可能な歯肉溝の中や、歯ブラシや歯間ブラシ、フロスが届かない部分も含めて高精度に古いバイオフィルムを徹底的に除去していきます。

ホームケアとプロフェッショナルケアとでは、除去するバイオフィルムの古さと場所が異なります。プロフェッショナルケアは、3か月間に蓄積した、毒性や悪玉菌が増加した古いバイオフィルムを、プロがほぼ完全に除去し、口腔細菌を入れ替え、善玉菌にリセットするためのいわゆるリスク低減治療なのです。

この処置の効果は、あくまでも家庭で毎日セルフケアを行うことが前提ですが、元の状態に戻るまで3か月間持続します。90〜70日に一回程度、悪玉化しつつある口腔細菌をリセットしましょう。

プロフェッショナルケア

ハンドクリーニング、PMTC、エアーフロー

口の健康管理は、日々のセルフケア（ホームケア）を続けることが大切です。しかしながら、**現代の食生活のもとでは細菌が増加しやすく、セルフケアだけでは口の完全な健康管理が不可能であることが明らかとなっています**。おおむね3か月から4か月に1回の間隔で、歯科医院で専門的なプロフェッショナルケアをしてもらうことが不可欠です。

セルフケアでは、コントロールできない歯肉溝の中、奥歯の真裏の面、強固にこびり付き、付着してから何日も経過して悪玉菌が増加しつつある病原性バイオフィルムなどを専門的に除去して、口腔環境をリセットしてもらうことが大切です。これは、定期予防処置というリスク低減治療に相当します。

リスク低減処置であるプロフェッショナルケアは、以下の流れで行います。

❶バイオフィルムを染色し、患者に提示する
❷バイオフィルムの検査を行い、除去する
❸吹き付け機器とうがい薬のリンスで浮遊細菌を除去する
❹う蝕の状態がどうなっているかを検査するとともに、歯周病の状態を検査し、評価する
❺総評コメントを行い、簡単な保健指導を行う

プロフェッショナルケアが終了した段階で患者の皆さんは、「衝撃的な爽快感です！」とか「出血改善、口臭改善などで、お口がこんなに軽くなるなんて」などと驚いておられる方が多いものです。なかには、「きれいなままの口の中にしていたいから夕食を食べない」とまでおっしゃる方もおられます。

クリーニング直後に食事をしても、古いバイオフィルムが徹底除去されていますから何ら問題ありません。**口のメインテナンスは日本の国民全員に必要ですが、人口の6％程度しか受けていないといわれています。かからなくて済む全身の病気の予防目的に、ぜひ定期予防処置を受けましょう。**

プロフェッショナルケア

口腔極悪菌を除菌し常識を一変させよう

全身の健康に大きな脅威になる口の極悪菌を紹介しましょう。

胃がんの原因として知られるピロリ菌は、実は歯周病菌としても分類されています。しかし、ピロリ菌が口腔内にいることはあまり知られていません。

胃からピロリ菌を除菌しても、口腔内の菌をまず除菌しなければピロリ菌の再感染リスクは残ってしまいます。

歯周病菌の代表格は、ポルフィロモナスジンジバーリス（*P.g*）菌であり、タンネレラ・フォーサイシア（*T.f*）菌、そしてトレポネーマデンティコーラ（*T.d*）菌が加わり、3つの菌が揃うと非常に高い病原性を発揮します。そのため、この3菌種は危険性をイメージして「レッドコンプレックス」と呼ばれます。

3菌種に同時感染していると、上手なブラッシングで、ほんのわずかな歯垢しか付着していなくても、強い炎症、出血、歯肉の分解などが急速に進行します。

近年、注目の研究では、歯周病細菌であるフソバクテリウムという細長い細菌が下部消化器官に到達して、大腸の粘膜に入り込み大腸がんを発症させるといわれています（国立がん研究センター）。

この菌は、歯周病の歯垢の中に増殖しており、大腸がんの組織からもたくさん検出されています。

毎年大腸のポリープを除去している方は、この菌を口腔から除菌することで下部消化管の疾患リスクの低減になると思われます。

また前述の歯周病菌の*P.g*菌は、すい臓がん発症と関係していること、さらに本菌が脳の神経タンパク質を変性させてアルツハイマー型認知症の発症原因でもあるというセンセーショナルな報告が科学誌『サイエンス』に2019年に掲載されています。

虫歯菌の代表ミュータンスレンサ球菌の中には、脳卒中を起こすcnmミュータンス菌と呼ばれる特殊な菌の存在が明らかになりました（2020年 国立循環器病研究センター）。

ｃｎｍミュータンス菌は、高血糖や高血圧などでただれた血管壁のコラーゲンに結合し炎症を起こして、血小板の働きを抑制して出血を起こします。

同研究グループは、脳卒中などを予防するには、ｃｎｍミュータンス菌を減らすのを目的に口を清潔にすることが有効である、と述べています。このように多くの重大な病気の発病に極悪口腔細菌が関係しています。

まだ健康保険は適応できませんが、現在歯科クリニックで唾液のＰＣＲ検査を受ければ、これらの口腔極悪細菌の大部分を見つけ出すことが可能です。口腔の全菌数に対する悪玉菌の比率がわかり、基準値以上であった場合、３ＤＳ（デンタル・ドラッグ・デリバリー・システム）という除菌法を行うことが可能です。

３ＤＳは、２０００年に国立感染症研究所口腔科学部（花田信弘部長）、武内・花田らにより発表された専門的バイオフィルム制御・除菌技術です。虫歯や歯周病のリスク、全身疾患の原因菌比率が高い人の除菌を行う予防方法ですが、前述の極悪細菌の抑制や、今後、免疫不全者やがん化学療法時の口腔感染対策、がんの手術前の口腔管理への対応など、幅広い応用が期待できます。

プロフェッショナルケア

歯治療だけでは銀歯と神経を取る歯が増加

皆さんは、虫歯治療というと、虫歯の穴や、痛んだ病巣を外科的にドリルなどで除去し、金属などの人工物で補綴するものと考えていませんか。

実は、**虫歯（う蝕症）で歯に穴が開いているステージというのは、手遅れの段階なのです**。

皆さんが虫歯治療としてイメージしているのは、侵された組織を除去して、人工物に置き換えているだけで、口の中に充満した虫歯菌を減らしているわけではなく、治療している歯以外の歯に張り付いている病原性の歯垢を除去しているわけでもありません。治療というよりは、穴を塞ぐ対症療法であり、後始末なのです。

虫歯のスタートは、虫歯菌の比率が高い特殊な歯垢、すなわち水や唾液を通しにくい歯垢が歯列を覆っている時期といえます。この歯垢の中で酸が溜まり歯が徐々に溶け出していき、やがて歯の表面に艶のない白いスポットが現れます。おおむねこの時期が、虫歯の症状が現れる時期です。このときの対策として、歯科クリニックでPMTCという方法で歯垢を歯の表面から徹底的に除去して、主たる因子である虫歯菌を減らし、フッ化物を塗布します。**歯の表面に唾液を流通させれば、艶のない白いスポットは再石灰化して元に戻ります。同時に特殊な歯垢の原料であるお砂糖の摂取を控えます。家庭でもフッ素入りの歯磨きペーストを毎日使うことが大切です。**これが本当の治療であり、原因療法、根本療法なのです。

プロフェッショナルケア

最強の咀嚼機能回復法は、歯科インプラント

咀嚼機能回復は、歯科補綴《ほてつ》といって、残っている歯に被せ物をして、直接つなげる固定式のブリッジや、歯を失った粘膜の上に入れ歯をのせる義歯があります。

多数の歯を失うと取り外し式の義歯（入れ歯）になりますが、どうしても固定式にしたい、若いときのままの状態を望む場合には、歯科インプラントが最も高い機能を持ち、自然な見た目など、あらゆる点で優れています。ただし、顎の骨にボルトを埋込む手術が必要です。これに伴い歯科インプラントには、さまざまな「負の都市伝説」がありますす。インプラントの機能回復の卓越した素晴らしさを熟知しているがゆえに、歯科医として歯がゆさを感じます。負の都市伝説に対する正しい説明を173ページに示します。

確かにインプラントは万人に適応できるものではありません。高額医療であり、経

済的な条件をクリアできても、顎の骨が細すぎたり、がんの治療で顎の骨に放射線が40グレイ以上照射された骨は、骨髄炎や骨壊死につながります。また重度の糖尿病をはじめ、重篤な基礎疾患がある場合もインプラントが困難な場合もあります。

しかし、骨の条件が万全で、その他の条件もまったく問題ないにもかかわらず、間違った情報や偏見により優れた医療の恩恵に浴する機会を失っている方々が少なからずおり、もったいないと言わざるを得ません。

何事も頭から否定せず、疑問があれば、理解できるまで主治医に質問してください。担当の先生が、インプラントの成功症例や不適応例、リスク・ベネフィットなど正しい情報を詳しく説明してくれます。

人工物が入っていることを忘れさせるくらい自然で、咀嚼機能の正常値を上回るポテンシャルを発揮できます。**歯科インプラントと食育・生活習慣の指導を組み合わせることにより、代謝・体組成も改善して、確実に人生１００年時代を支援できます。**

歯科インプラントに対する「負の都市伝説」

1. インプラント手術中、手術後は、痛みがひどく腫れて、一晩うなる
2. インプラントをすると毎月専門的なケアを受けないと大変なことになる
3. インプラントを入れたらMRIがとれなくなる
4. インプラントを入れた人が認知症になったら大変なことになる
5. とにかく手術に失敗したら大変

歯科インプラントの負の評価に対する正しい情報

1. 現在は愛護的手術法で、骨や組織にダメージがないために炎症が弱く、手術中は麻酔によって無痛で、手術後の強い痛みはありません
2. 定期的に健診を受けるのが望ましいものの、数年歯科に来なくても大きな問題には至りません
3. インプラントをしてもMRIは普通に撮影できます
4. インプラントにボルトで固定している歯を外してしまえば、歯で怪我をすることはありません
5. 手術の失敗リスクは、診断時に骨の厚さや神経管との距離などを徹底して調べることでほぼ回避できます。一般的に失敗はなく、中止になるのは条件不適切による場合です

プロフェッショナルケア

咀嚼機能は、全身全霊で回復すべし

健康な状態で長生きすることは、最重要の目標です。

健康寿命を延伸するために極めて密接に関係するのが『噛む機能』です。

よく噛めると、硬い食材の肉類（タンパク質）、緑黄色野菜類（ベータカロテンなど）、雑穀類（食物繊維、ビタミンB群など）、ナッツ類（ビタミンEなど）などを食べることができるため、良い栄養状態が維持されます。

栄養状態が良いと、❶高い免疫力で感染症や発がんを抑える、❷十分な骨量、筋肉量が維持され転倒防止になる、また基礎代謝が高いからメタボにならない、❸血管の弾力性が維持され脳梗塞、脳卒中、心臓血管疾患が発症しにくい、容姿が若々しく維持されるなど、良いことづくめです。

これに対し、噛めないと軟らかいパン、白米、麺類が圧倒的に増えるので、ブドウ糖摂取量が増えてしまい、高血糖や糖尿病につながります。噛みづらい入れ歯では、気をつけてバランス栄養食を摂るよう努めていても、よく噛める人とでは、年単位で比較すると歴然とした栄養の差がつき、体型や容姿、老化度の差となって現れます。

噛む機能の維持回復は、何事にも優先して取り組んでほしい課題です。令和5年現在、健康保険で、噛む機能を評価することができますから、噛みづらいと感じたら、今すぐに時間をつくり、健康維持のために歯科にかかってください。

プロフェッショナルケア

唾液は天然の殺菌リンス。分泌を増やそう

唾液は、耳下腺、顎下腺、舌下腺の主な唾液腺組織から分泌され、免疫抗体、抗菌成分、消化酵素を含んでいます。❶消化作用（アミラーゼはデンプンを消化）、❷抗菌・免疫作用（リゾチームは菌の細胞壁を破壊。ラクトフェリンは鉄と結び付くことで細菌の増殖を抑え、免疫機能を高めるとともに、腸内に入ると悪玉菌の増殖を抑え、善玉菌を増やす働きがあるため、腸内の環境を整える。ペルオキシダーゼは殺菌作用がある）、❸潤滑作用（ムチンという粘性タンパク質が、粘膜や歯の表面を覆い、口の動きを潤滑にしたり、食物を円滑に飲み込む助けをする）、④再石灰化・緩衝作用（食事中の強い酸などを中和緩衝して歯が溶け出した微少領域を埋める。これが液体のエナメル質といわれる所以）、など重要な働きをしています。

また、唾液は自浄作用（口の中の残りカスや、細菌などを洗い流す作用）などを備

唾液分泌促進対策

食生活を含め、日常生活習慣などを変えれば、
唾液の分泌を高めることができます。

1. 20回程度良く噛んで食事する

2. 梅干し、レモン、酸味の味付けを活用する

3. 副交感神経優位に暮らす
不安、緊張をなくし、交感神経優位の緊張状態、
ストレス過多を改める

4. 定時服薬を見直す
（抗ヒスタミン薬、抗うつ薬、降圧薬、
潰瘍治療薬は、唾液分泌抑制作用がある）

5. 唾液腺マッサージ
舌下腺、顎下腺、耳下腺へのマッサージ

6. 十分な水分補給（白湯）
食事による水分も含めて1日2ℓを

えていて、一日1～1・5リットル程度分泌されます。唾液自体は無菌・無臭で、唾液の悪臭がある場合は、口腔細菌によるものです。

ストレスの多い現代人は、唾液の分泌量が減ってしまう方が多いものです。粘膜は、口腔に限らず、乾燥すると、ドライマウス、ドライアイ、膣乾燥、気管や喉を痛めたりするなど、不具合が生じます。

口腔乾燥の主な疾患であるシェーグレン症候群の場合は、薬剤による治療が必要ですが、一般に唾液の分泌量は生活習慣によって改善できますから、177ページの対策を試してはいかがでしょうか。

唾液腺の位置と種類

大唾液腺とは、耳下腺、舌下腺、顎下腺を指します。
小唾液腺は口の中全体に分布しています。

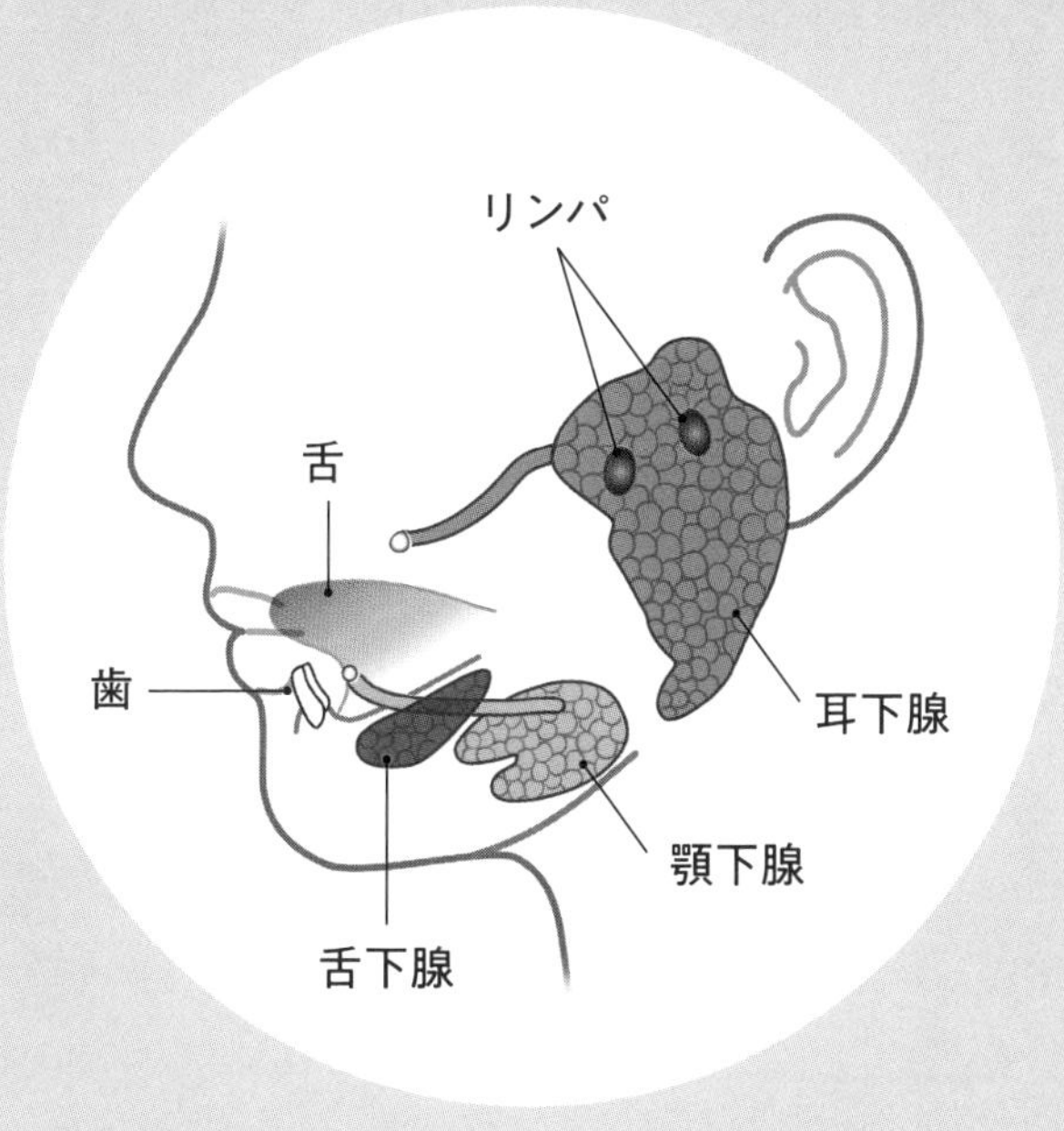

プロフェッショナルケア

咀嚼機能回復と同時に保健指導

健康は、食事や運動など、さまざまな因子で達成されます。近年、歯科では、管理栄養士が特定保健指導を、健康管理士がさまざまな指導を行う診療所が増えています。武内歯科医院では、平成15年に入れ歯や歯科インプラントで噛む機能を回復した、まさにそのタイミングで、健康をゴールにした食事指導や保健指導や生活習慣のアドバイスを立ち上げ、20年が経過しています。「体型をこうしましょう」「食習慣をこう変えましょう」など、目的と対策の勘どころを具体的にお話ししています。スタッフが骨子をじっくり話した後に、各種測定、弱点指導、1か月後の確認測定を行います。

歯科疾患は生活習慣病の上流イベントです。病気を発症してから治療する流れから、未病のステージを健康に戻すノウハウを提供しています。親しみやすい地域の保健室のような役割を目指しています。

症例 1

歯周病、大臼歯欠損で肥満・糖尿病で歩くのが精いっぱいだったのが、動きが俊敏になり、若々しい顔色に

宗園明子さん（73歳・女性）

2015年（平成27年）8月7日、歯茎の腫れ、義歯の不調を訴え来院。歯周病の治療を経て、2016年4月20日より咀嚼機能低下、肥満体型、糖尿病により生活習慣・保健指導を開始。BMIは41.5で肥満、体脂肪率は59.7%、HbA1cは8.5で、糖尿病のコントロール不良だった。

右上大臼歯、左下大臼歯の義歯がどうしても馴染めず、噛みづらいとのことだったので2016年6月から右上大臼歯、左下大臼歯のインプラント治療を開始。2017年1月にはインプラントの上部構造が入り、**咀嚼機能は右側が69mg/dℓから179mg/dℓに、左側が127mg/dℓから163mg/dℓに回復**。歯周病の炎症と菌血症を治療し咀嚼機能も回復した結果、以前は歩くことさえ億劫な様子で、歩くだけで精いっぱいだったのが、体重が減ったおかげで俊敏な動きができるようになり顔色もよくなった。

その後、保健指導や各種測定も継続的に行い、BMIは32.2まで減少。体脂肪率も47.5%に減少。HbA1cも6.9前後を維持して、非常に良好。初診時より明らかに若々しくなった。

comment

インプラントを入れる前は、お茶漬けなどの噛まなくて良いものを食べていたが、今では、肉や野菜など食べられる食品目が増え、よく噛んでゆっくり食事ができるようになりました。体重が減り家族からも痩せたねと言われるように。体重が減ったことで、膝が楽になり以前は数段の階段もきつかったが、楽に登れるようになりました。髪を染め、化粧にも関心が戻り、週に2〜3回、若い友達と趣味のボウリングを楽しめるようになりました。

	Before	After
BMI	41.5	32.2
筋肉量	33.2kg	33.6kg
体脂肪率	59.7%	47.5%
HbA1c	8.5	6.9
咀嚼機能	右 69mg/dℓ	右 179mg/dℓ
	左 127mg/dℓ	左 163mg/dℓ

症例 **2**

唾に血が混じり、前歯も揺れる状態だったのが、除菌治療とメインテナンスで、入れ歯がまったく必要のない健康状態に

大久保満男さん（62歳・男性・建設業）

2006年（当時44歳）、前歯、小臼歯全域の歯の動揺と出血を訴え来院。20代にすでに歯磨きから血が出るなどの症状が。年齢を重ねるほど悪化し、40代には唾を吐くと血が混ざり、前歯の多くが触ると揺れる状態だった。

歯の表面、歯肉ともにヌメリ感が強く特定の細菌感染が示唆され、唾液をとってPCR法で*P.g*菌を定量したところ、その割合が口腔内の総菌数の1.7%に達していた（歯周病の指標として*P.g*菌の割合が総菌数の0.01%から0.02%を超えると、歯周病が進んでしまう）。

歯周病の標準治療を行い、翌年には*P.g*菌の割合が0.6%に低下したものの、基準値よりかなり高く、再び菌数が増える恐れがあったため、歯型に合わせた樹脂製マウスピースを作り、その内側に、うがいにも使うヨード剤や、歯周病専用の抗菌薬を塗って歯肉周辺に輸送する治療法「3DS」（歯科薬剤到達法）を実施。マウスピースによって、薬が口腔内に広がらず薬が唾液で薄まらないこの除菌治療を行った結果、歯周病の安定とともに*P.g*菌はほぼゼロになり、以後歯の揺れは完全に止まって、歯を支える骨も、X線検査でしっかりしてきた。口腔の炎症および菌血症が消退し、HbA1cやLDLなども改善。

	Before 初診	After 6か月
4mm 以上の歯周ポケット%	60%	**33%**
出血箇所数%	45%	**17%**
歯の動揺	2度:17歯	**なし**
歯周病	中等度	**軽度**
P.g 菌比率	1.7%	**0.000%**

comment

あれから17年経過した今でも入れ歯にならず、定期的なメインテナンスを受けて、歯がすべてある状態を保っています。健康を取り戻すことができてうれしい。

症例 **3**

口がねばつき、中等度の歯周炎だったが、治療の結果、口の中の不快感が消え、口臭もしなくなった

福元のぞみさん（48歳・女性・会社員）

2022年、口の粘つき、歯肉出血、下顎の前歯の一部動揺を訴え来院。腹部腫瘍のオペ前の周術期口腔管理の目的も兼ねていた。

歯と歯肉の境界部分、舌背面に多量のバイオフィルムの付着を確認。中等度の歯周炎。口腔内不潔は、術後肺炎の原因にもなり、術後の回復にも影響するため、徹底した管理を実施。口の細菌を顕微鏡で見てもらい、その害を理解していただき、セルフケアの徹底した指導とサポートを実施するとともに、バイオフィルムを減らすクリーニング、吹き付け機器によるバイオフィルムの除去など歯周病の標準治療を実施したところ、出血、歯の動揺、口臭、などが消失。腹部腫瘍の術後回復も順調で、定期メインテナンスに来院している。

comment

今まで受けたことのない、お口のお掃除を根本から丁寧にやっていただきました。受けた直後は衝撃的な爽快感がありました。今では当たり前になりましたが、歯石を取るのはもちろん、ブラッシングの仕方や、歯磨きのあとの歯間ブラシや糸ようじのやり方なども、舌に菌がたくさんいるというのも、改めてわかりましたし、実際に歯周病の元となる菌も顕微鏡で見て、本当に口腔内は常に清潔にしないといけないと知らされました。知人や家族に口臭が気になると言われたこともあり、すごく悩んでいましたが、今では言われることもなく、口腔内は常にスッキリしていると思います。
歯は一生モノですから今よりも悪くならないように毎日大切にしていきたいと思います。

症例4

口の健康は、まさに健康寿命延伸へ直結すると感じています

小林和子さん（72歳・女性・医療法人保健指導室職員）

54歳の時、奥歯の詰め物が取れ、来院。歯磨き時の出血もあった。

喪失した歯はないものの、口腔衛生状態は、細部にバイオフィルムの常態的な付着が認められ、軽度歯周炎並びに、詰め物が取れた箇所の治療を実施した後、セルフケアの徹底した指導と実習を経て、プロフェッショナルケアで口腔内を一定レベルに維持する、メインテナンスの継続をお願いした。それ以降、5年後に詰め物が外れた以外、17年間何もトラブルはなく、良好に推移。70歳の時に右下の一番奥の歯が破折し、腫れてしまい、歯を1本失う結果に。1年後、インプラント治療を施し、唯一の欠損を補綴している。

comment

治療後に体系的な口腔疾患のリスク管理を受け、武内歯科医院の保健指導室の立ち上げにも参画し、口と身体の関係に注視しながら、自らも健康づくりに取り組んできました。以前は数年おきに歯の治療になるのは仕方ないことと思っていましたが、食のリスク、細菌のリスク、その他の要因をコントロールすることによって、安定した状態を継続できることを知りました。失った唯一の奥歯も直ちに補綴して、良好な衛生状態、機能ともに保っています。唾液の分泌量は、20代レベルだそうです。お口の健康は、まさに健康寿命延伸へと直結するものと感じております。

おわりに

口のケアで生活習慣病の発症予防・重症化予防・老化予防が達成できる

１００歳を超える人がすでに9万人を超え、人生１００年時代が身近に感じられるようになりました。しかし、幸福な長寿人生を叶えるためには、病気になる前の予防、つまり未病対応とフレイル対策が喫緊の課題です。これはまさに、本書で述べた慢性炎症・菌血症抑制と咀嚼機能維持に他なりません。健康は、みずから取るべき行動なくしては実現できません。最も手短で効果的な健康行動の一つは、歯と口に一手間をかけた身体の健康づくりです。これは、２００年頃から定着した『歯を守るための予防歯科』からさらに進化し、『全身の健康を守る歯科』へと転換してきたものです。

本書で述べたように、口腔の多義に渡る身体への影響は、驚き・喜び・怒り・悲しみ・不安などの情動や咀嚼機能そして臓器にまで及び、まさに〝お口〟は身体と人生へのインフルエンサーといえます。

歯科は、老若男女を問わずあらゆる年齢層が受診する特性があります。近い将来、歯科の健康守備範囲は広くなり、健康上の交通整理のハブを担っていくことと思います。

歯科疾患が生活習慣病：NCDs（Non-communicable diseases）の発症要因であり上流イベントであることが近年の研究で明らかになっており、歯科診療の在り方が全身の健康に繋げるべく俯瞰的に再編されつつも有ります。歯を守るための歯周病対策から、より軽度で早い時期からの歯周炎対策が、慢性炎症や菌血症を防止して代謝性疾患・循環器疾患などを予防することから、歯周病治療の新たな大義として重視されています。読者の皆様には、かかりつけの先生を持ち、定期健診（定期予防処置）を必ず継続して頂きたいと私は考えています。さらに、入れ歯やインプラントなど補綴治療は、〝噛める〟がゴールではなくて、栄養・代謝・体組成改善のための医療手段として「なんでも噛める」口腔環境を整えて代謝・体組成の改善、口腔虚弱からのサルコペニア（骨格筋減少症）やフレイルへの移行防止へと繋げるべきです。これが新しい歯科補綴の大義です。

当院では18年前から健康管理士が、続いて管理栄養士が勤務しており治療後の栄養状態から体型や体組成・メタボのチェックを行うことで、次回までの項目改善を目標として生活習慣指導（保健指導）を行っています。

これから読者の皆さんは、口の専門的なクリーニングを継続し、噛む機能を維持して栄養状態を落とすことなく、小まめに体型や体組成をチェックすることで、小さな異変・小さなリスクを発見して、軽症なうちに本書で述べた対策を講じて病気を発症させない、見た目年齢を10歳若くする…といった取り組みを実行してください。

写真は、歯科クリニックの中の新しい制度である栄養・保健指導チームです。地域を愛する世話焼きな職員の寄稿文を紹介します。『私が18年近くもアドバイスを続けて来れたのは、ひとえに患者様から「ありがとうございます、命が長らえました」と言っていただき、笑顔で感謝されたからです。私も実際に元気になられた患者様を見る事が出来、楽しくアドバイスを続けて来ることができました。(小林和子)』

病気になってから治療するより、病気を見つける検査を受けるより、もっと手前のリスクである体組成・血圧・基礎代謝が逸脱しないようにする対策を、日々気楽に取り組みましょう。それには、まずは、お口の健康づくりから。

さあ、ワクワク感をもってはじめましょう。

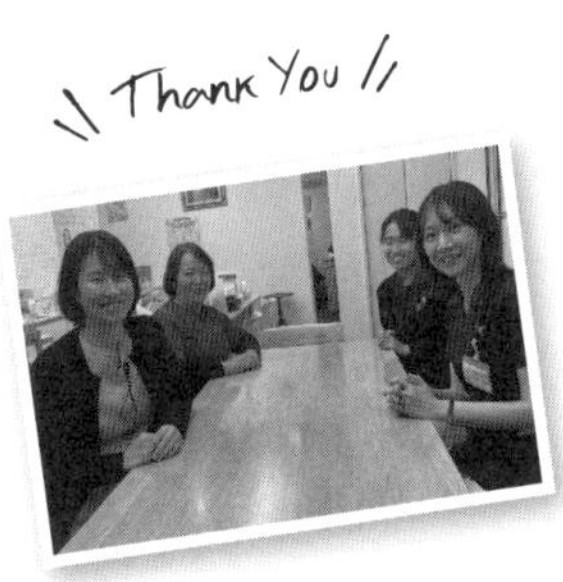

large US cohorts and an updated meta-analysis. Am J Clin Nutr, 100(1):218-32, 2014.
2 Yoshida M, Kikutani T, Yoshikawa M, et al: Correlation between dental and nutritional status in community-dwelling elderly Japanese. Geriatr Gerontol Int, 11 (3):315-9, 2011.
3 Chiu CJ, Taylor A: Dietary hyperglycemia, glycemic index and metabolic retinal diseases. Prog Retin Eye Res, 30(1):18-53, 2011.

〈タンパク質低栄養、サルコペニア〉
4 Iwasaki M, Kimura Y, Ogawa H, et al: The association between dentition status and sarcopenia in Japanese adults aged ≥75 years. J Oral Rehabil, 44(1):51-58, 2017.
5 Zhu Y, Hollis JH: Tooth loss and its association with dietary intake and diet quality in American adults. J Dent, 42(11):1428-35, 2014.

〈咀嚼機能と体組成・代謝〉
6 Takeuchi H, Terada M, Kobayashi K, et al: Influences of Masticatory Function Recovery Combined with Health Guidance on Body Composition and Metabolic Parameters. Open Dent J, 13:124-136, 2019.
7 武内博朗, 花田信弘. 栄養・運動と全身の健康の架け橋を担う歯科補綴―咀嚼機能回復と保健指導の組み合わせは, 体組成と代謝指標を改善する―. 日補会誌11:206-214, 2019.

PART4
1 Fine DH, Markowitz K, Furgang D et al: Effect of rinsing with an essential oil-containing mouthrinse on subgingival periodontopathogens. J Periodontol, 78(10):1935-42, 2007.

PART5
〈3DS:口腔病原微生物の除菌〉
1 武内博朗, 横溝明子, 武内伸賢, 花田信弘.デンタル・ドラッグ・デリバリー・システムによる Porphyromonas gingivalis の除菌.ヘルスサイエンス・ヘルスケア, 21 (1):27-36, 2021.

〈インプラント治療と体組成・代謝〉
2 Takeuchi H, Terada M, Kobayashi K, et al: Influences of Masticatory Function Recovery Combined with Health Guidance on Body Composition and Metabolic Parameters. Open Dent J, 13:124-136, 2019.
3 武内博朗ほか. 歯科発アクティブライフプロモーション21健康増進からフレイル予防まで. デンタルダイヤモンド社, 96-97, 2017.
4 花田信弘, 武内博朗(監・編):歯科発ヘルシーライフプロモーション―食育・生活習慣指導と栄養管理. デンタルダイヤモンド社, 74-79, 2011.

〈食事と食育・フレイル対策〉
5 丸森英史,武内博朗ほか:"食育"は歯科医療を変える―食を変えれば、う蝕もペリオも治る―.クインテッセンス出版,47-77, 2008.
6 Narin F, Narin N, Akcakus M, et al.: The effect of folic acid, vitamin B6 and vitamin B12 on the homocysteine levels in rabbits fed by methionine-enriched diets. Tohoku J. Exp Med, 198(2):99-105, 2002.
7 武内博朗, 花田信弘.栄養・運動と全身の健康の架け橋を担う歯科補綴:咀嚼機能回復と保健指導の組み合わせは, 体組成と代謝指標を改善する.日本補綴歯科学会誌、11(3):206-214, 2019.
8 武内博朗,寺山美香,小林和子,花田信弘.歯科補綴治療による健康増進効果を引き出す保健指導〔健康増進・栄養サポート分野〕日補綴会誌, 12(3):234-242, 2020.
9 厚生労働省.日本人の食事摂取基準,https://www.mhlw.go.jp/stf/seisakunitsuite/bunya/kenkou_iryou/kenkou/eiyou/syokuji_kijyun.html (2023年2月1日アクセス)
10 武内博朗ほか: 歯科発アクティブライフプロモーション21　健康増進からフレイル予防まで. デンタルダイヤモンド社, 96-97, 2017.
11 武内博朗ほか: 歯科発ヘルシーライフプロモーション―食育・生活習慣指導と栄養管理. デンタルダイヤモンド社, 74-79, 2011.

〈睡眠時無呼吸症候群〉
12 石川好美ほか: 歯科発アクティブライフプロモーション21　睡眠時無呼吸症候群に対する診療.デンタルダイヤモンド社, 164-167, 2017.
13 西原克成:病気知らずの子育て.富山房インターナショナル,2017.
14 西原克成:西原博士のかしこい赤ちゃんの育て方.日本学校図書株式会社,2017.

参考文献

PART1

〈歯垢ステージ〉

1 Kolenbrander PE, Andersen RN, Blehert DS, et al: Communication among oral bacteria. Microbiol Mol Biol Rev. 66(3):486-505, 2002.

〈歯垢の微生物の相互関係〉

2 Xie H, Cook GS, Costerton JW, Bruce G, Rose TM, Lamont RJ.:Intergeneric communication in dental plaque biofilms. J Bacteriol, 182(24):7067-7069, 2000.

〈歯周病と全身疾患〉

3 Herrera D, Molina A, Buhlin K, et al: Periodontal diseases and association with atherosclerotic disease. Periodontol 2000, 83(1):66-89, 2020.

4 Sanz M, Castillo AMD, Jepsen S, et al: Periodontitis and cardiovascular diseases: Consensus report. J Clin Periodontol, 47(3):268-288, 2020.

5 Bui FQ, Almeida-da-Silva CLC, Huynh B, et al: Association between periodontal pathogens and systemic disease. Biomed J. 42(1):27-35, 2019.

〈ピロリ菌、フゾ菌と全身疾患〉

6 Burgers R, Schneider-Brachert W, Reischl U, Behr A, Hiller KA, Lehn N, Schmalz G, Ruhl S.: Helicobacter pylori in human oral cavity and stomach. Eur J Oral Sci, 116(4):297-304, 2008.

7 Alipour M: Molecular Mechanism of Helicobacter pylori-Induced Gastric Cancer. J Gastrointest Cancer, 52(1):23-30, 2021.

8 Castellarin M, Warren RL, Freeman JD, et al: Fusobacterium nucleatum infection is prevalent in human colorectal carcinoma. Genome Res, 22(2):299-306, 2012.

〈菌血症と全身疾患〉

9 Dominy SS, Lynch C, Ermini F, et al: Porphyromonas gingivalis in Alzheimer's disease brains: Evidence for disease causation and treatment with small-molecule inhibitors. Sci Adv, 5(1):eaau3333, 2019.

10 Olsen I, Yilmaz Ö: Modulation of inflammasome activity by Porphyromonas gingivalis in periodontitis and associated systemic diseases. J Oral Microbiol, 8:30385, 2016.

11 Atanasova KR, Yilmaz Ö: Prelude to oral microbes and chronic diseases: past, present and future. Microbes Infect, 17(7):473-83, 2015.

〈糖尿病と歯周病〉

12 Liccardo D, Cannavo A, Spagnuolo G, et al:Periodontal Disease: A Risk Factor for Diabetes and Cardiovascular Disease. Int J Mol Sci. 20;20(6):1414, 2019.

13 Demmer RT, Jacobs Jr DR, Desvarieux M: Periodontal disease and incident type 2 diabetes. Diabetes Care, 31(7):1373-1379, 2008.

14 Taylow GW, Burt BA, Becker MP et al: Severe periodontitis and risk for poor glycemic control in patients with non-insulin-dependent diabetes mellitus. J Periodontol, 67(10 Suppl):1085-1093, 1996.

PART2

〈感染の窓〉

1 Caufield PW, Cutter GR, Dasanayake AP. Initial acquisition of mutans streptococci by infants: evidence for a discrete window of infectivity. J Dent Res, 72:37-45, 1993.

〈う蝕は感染症〉

2 Takeuchi H, Hanada N: Physicochemical and immunological research to reduce the dental caries epidemic -a paradigm shift in the role of a caries vaccine-. J. Oral Biosci. 47 (3) :243-252, 2005.

3 武内博朗他：初期う蝕のマネージメント. 3-3う蝕の微生物学的リスク低減治療–Dental Drug Delivery System (3DS)による病原口腔細菌の制御–.クインテッセンス出版,117-138,2004.

4 Takeuchi H, Fukushima K, Senpuku H et al: Clinical study of mutans streptococci using 3DS and monoclonal Antibodies. Jpn. J. Infect. Dis, 54(1):34-36, 2001.

5 Hanada N: Current Understanding of the Cause of Dental Caries. Jpn J Infect Dis, 53(1):1-5, 2000.

PART3

〈歯の喪失と糖質代謝障害〉

1 Bhupathiraju SN, Tobias DK, Malik VS, et al: Glycemic index, glycemic load, and risk of type 2 diabetes: results from 3

著者紹介
医療法人社団 武内歯科医院理事長
日本大学歯学部臨床教授
医学博士

武内 博朗（たけうち ひろあき）

1987年 日本大学歯学部卒業
1991年 横浜市立大学医学研究科大学院博士課程修了（旧細菌学：分子生体防御学専攻）
横浜市立大学医学部附属病院口腔外科勤務
1993年ドイツ連邦共和国マックス-プランク研究所免疫遺伝研究部職員
1995年 ハイデルベルク大学医学部分子腫瘍研究部（ドイツ政府研究職員BATIIa）
1996年 国立予防衛生研究所口腔科学部 う蝕室研究員
1999年 武内歯科医院勤務
2008年より日本口腔衛生学会認定医
横浜市立大学医学部細菌学教室元非常勤講師
日本大学歯学部衛生学講座非常勤講師
日本抗加齢医学会専門医
国立感染症研究所元客員研究員
日本アンチエイジング歯科学会常任理事
日本口腔検査学会理事

STAFF
装丁・本文デザイン　蛭田典子
本文イラスト　清水富美江
校正　内藤久美子
編集　長岡春夫
編集担当　浅見悦子（主婦の友社）

50歳《さい》から老《ふ》けない人《ひと》の歯《は》の習慣《しゅうかん》

令和5年4月30日　第1刷発行

著　者　武内《たけうち》 博朗《ひろあき》
発行者　平野健一
発行所　株式会社主婦の友社
〒141-0021
東京都品川区上大崎3-1-1
目黒セントラルスクエア
電話（編集）03-5280-7537
（販売）03-5280-7551
印刷所　大日本印刷株式会社

©Hiroaki Takeuchi 2023 Printed in Japan
ISBN978-4-07-453813-3

■本書の内容に関するお問い合わせ、また、印刷・製本など製造上の不良がございましたら、
主婦の友社（電話03-5280-7537）にご連絡ください。
■主婦の友社が発行する書籍・ムックのご注文は、お近くの書店か、
主婦の友社コールセンター（電話0120-916-892）まで。
※お問い合わせ受付時間　月～金（祝日を除く）　9:30～17:30
■主婦の友社ホームページ　https://shufunotomo.co.jp/
Ⓡ〈日本複製権センター委託出版物〉
本書を無断で複写複製（電子化を含む）することは、著作権法上の例外を除き、禁じられています。
本書をコピーされる場合は、事前に公益社団法人日本複製権センター（JRRC）の許諾を受けてください。
また本書を代行業者等の第三者に依頼してスキャンやデジタル化することは、
たとえ個人や家庭内での利用であっても一切認められておりません。
JRRC〈https://jrrc.or.jp　eメール：jrrc_info@jrrc.or.jp　電話：03-6809-1281〉